JN158473

健康長寿食品

前田　幸夫

東京図書出版

まえがき

この本は、最近テレビ、ニュース等で話題になっている健康食品情報や自分自身の健康のために調べた健康食品情報などを加えてまとめたものです。また、それに細菌感染症予防などの注意情報や一般的な健康情報などを加えました。健康食品については、体によいからといって特定の食品に偏るのでなく、週に2～3回くらいの割合で、普段の食事に取り入れることがお勧めです。日本人の平均寿命は男性80・8歳、女性87・0歳、健康寿命は男性71・2歳、女性74・2歳（2016年7月）であるように、健康寿命は男女共に平均寿命より男性9・6歳、女性12・8歳と低い値です。この本が皆様のお役に立ち、健康寿命を平均寿命と同じ、または、それ以上に延びることを期待しています。さらに、これらの健康栄養食品に加え、運動、趣味、娯楽などを並行して行うことで、心身ともにバランスの取れた体で、健康で長寿な生活を送れることを願っています。

健康長寿食品◇目次

6 胃腸病・がん予防食品　65

15 食品の栄養素と効能 166

1 長寿（100歳以上）の秘訣と食品

地中海長寿村の食事（食材）

ワイン：（ポリフェノール）活性酸素除去。
豆類：（イソフラボン）血液中の悪玉コレステロールを減らし動脈硬化を防ぎます。骨粗鬆症の予防にも効果的です。
天然酵母パン：（酵母）の働きにより集中力の向上、快眠、整腸作用、疲労改善、老化予防効果、免疫力を高めるといった効果があります。
トマト：（リコピン）糖尿病を予防します。
オリーブ油：（オメガ3脂肪酸）悪玉「ＬＤＬ」コレステロール、総コレステロールを低下させ、善玉「ＨＤＬ」コレステロールを増加させます。

健康長寿日本一の長野県で食事調査

1　減塩：高血圧予防

2　きのこ：（エノキ、ナメコ、ブナシメジ）疲労回復、がん予防、ダイエット効果

3　寒天：寒天の健康効果（一日2g）

①肥満防止、②便秘解消、③血糖値の急上昇を防ぐ。糖分は血管を傷つけ老化を早めます。また、糖分が皮膚のコラーゲンを破壊し皮膚のたるみの原因となります。④悪玉コレステロール減少。

食品に含まれる食物繊維（100g当たり）：

ゴボウ（5・7g）、干し柿（14・0g）、寒天（74・1g）

食べ方（例）：①味噌汁に寒天を入れる。②ご飯を炊くときに寒天を加える。

長寿の秘訣

- 減塩：高血圧予防、血管を若返らせます。
- ビタミン、ミネラル：（野菜、果物）身体機能の維持や調整、エネルギー代謝など。
- 食物繊維：寒天
- ホルモン：運動、脳の活性化（趣味、やりがい、ストレス解消）
- タンパク質：（魚、大豆、肉）高齢者は特にタンパク質を摂るように心がけましょう。
- αリノレン酸：オメガ3脂肪酸のひとつであるαリノレン酸（ALA）は体内で、エイコ

サペンタエン酸（ＥＰＡ）とドコサヘキサエン酸（ＤＨＡ）を作り出すことができます。ＡＬＡは、ＥＰＡとＤＨＡからすると、親的なオメガ3脂肪酸であり、ＡＬＡはカラダの中で作ることができない脂肪酸なので、必須脂肪酸と呼ばれています。αリノレン酸の健康効果は中性脂肪や悪玉コレステロールの減少、動脈硬化予防、脳神経の活性化、身体の基礎代謝向上、血流改善、血栓予防、アレルギーを抑制する効果、老化の予防、うつ症状を軽減する効果があります。

オメガ3脂肪酸を含む食品：クルミ、大豆油、シソ油、エゴマ油（じゅうねん）、アマニ油、青魚（サバ、イワシ、ニシン）

若返り方法

老化や病気の原因であるゴースト血管（毛細血管の活動減少）の原因は、運動不足、肥り過ぎ、食べ過ぎです。良質な睡眠、心地よい音楽、好きな香り、運動が血圧・脈拍を安定させ動脈硬化を予防します、少量のアルコールは食欲を増進します。お肉の焦げた部分に多く含まれるＡＧＥは血管の老化を早めてしまうことが分かっています（ＡＧＥとは終末糖化産物「Advanced Glycation End Products」の略で、糖化したタンパク質のことです。老化、病気を引き起こす原因となります）。

血管・毛細血管を若返らせる食材：

ショウガ、シナモン、青魚、納豆、小松菜、レバー、ニンジン

ショウガ：（ショウガオール）動脈硬化予防、血流の改善、抗酸化作用、認知症予防、アレルギー改善、アンチエイジング・ダイエット効果など。

シナモン：毛細血管を丈夫にする、中性脂肪・コレステロールを下げる、高血圧の改善、血栓予防、血糖値を下げる、殺菌作用、風邪の予防や改善効果など。

青魚：（ＥＰＡ、ＤＨＡ）血液サラサラ、動脈硬化予防、関節リウマチの炎症改善効果など。

納豆：（ナットウキナーゼ）血栓予防、血液サラサラ効果、高血圧の改善効果など。

レバー：（鉄分）血管の若返り効果など。

ニンジン：（βカロテン）免疫力ＵＰ、抗酸化作用、髪の健康維持、視力維持、粘膜や皮膚の健康維持効果など。

小松菜：動脈硬化予防、皮膚や血管の老化防止、免疫力ＵＰ

「アディポネクチン」（体内から分泌される健康長寿ホルモン）：

体内の脂肪を燃焼（メタボ改善）、傷ついた血管を修復（動脈硬化予防）、インスリンの働きを良くして血糖値を下げます（糖尿病予防）。

アディポネクチンを増やす食材：

青魚（EPA）、大豆食品（βコングリシニン）、ビール酵母、野菜、海藻（食物繊維やマグネシウムなど）

アディポネクチンは、内臓脂肪から分泌されるタンパク質で血管を修復してくれます。内臓脂肪が減少すればアディポネクチンの量が増えます（男性平均8・5μg／ml）。健康長寿の人のアディポネクチン量（男性20〜48μg／ml）。

「**オスモチン**」（植物に含まれるメタボ解消成分）：オスモチンは脂肪や糖質をエネルギーに変える酵素の働きをするファイトケミカル（抗酸化成分）の一種で、メタボ解消、糖尿病予防、アルツハイマー病を改善、動脈硬化予防、がん予防などの効果があります。オスモチンはアディポネクチンよりも優れた働きをします。

オスモチンが含まれる食品：トマト、ナス、ピーマン、バナナ、リンゴ、キウイフルーツ、ジャガイモ

ビタミンB群は食べ物と一緒に摂ると、食べたものを代謝してエネルギーの供給や老廃物の代謝として働く元気の素です。食物繊維、乳酸菌、発酵食品はビタミンB群を作ってくれます。

100歳以上の人100人について、食事についてのアンケート

■一週間に3日以上食べている物は？
①豚肉、②豆腐、③鶏肉、④鮭、⑤キャベツ、⑥納豆、⑦ヨーグルト、⑧リンゴ、⑨サバ、⑩梅干し、⑪ニンジン、⑫アジ、⑬牛肉、⑭ニンニク、⑮エビ

■毎日飲んでいる飲み物は？
①温かい緑茶、②牛乳、③水、④コーヒー、⑤ヤクルト（乳酸菌）

鮭：（アスタキサンチン、色素成分）動脈硬化予防、糖尿病予防、老化防止効果など（ビタミンCの約6000倍）。

アスタキサンチンが含まれる食品：鮭、エビ、カニ、イクラ、鯛

70歳以上の高齢者は、多くのタンパク質が必要とされますので肉類、魚類、大豆製品を多く摂るように心がけましょう。

豚肉：（ビタミンB1）脳の代謝に必要、認知症予防効果など。
ビタミンB群を豊富に含む。特にビタミンB1は牛肉の14〜19倍含まれています。ビタミ

ンＢ１は糖質をエネルギーに分解するときの補酵素となり、脳の中枢神経や手足の末梢神経の機能を正常に保つ働きがあります。ビタミンＢ１が不足すると、神経や脳への影響（食欲不振、肩こり、めまい、動悸、下肢のしびれ、イライラ）などの症状が現れます。また、良質なタンパク質には、滋養強壮、疲労回復、筋肉強化、免疫力向上、スタミナＵＰ、血行促進、老化防止などの効果があります。ビタミンＢ１はアルコール分解の際に多く消費されるので、お酒が好きな人はビタミンＢ１が常に不足気味になります。血液中の中性脂肪やコレステロールを増やす飽和脂肪も多く含まれていますが、牛肉よりは少ないです。気になる人は脂身の少ない部位（ヒレ）を選んだり、脂肪を取り除いたりして食べましょう。

ビタミンＢ群を多く含む食品：豚肉、イクラ、ウナギ、ゴマ、パセリ、小豆、シイタケ

日本人の平均寿命と健康寿命

平均寿命（健康寿命）２０１６年7月調査データ：

男性80・８（71・２）歳、女性87・０（74・２）歳

更新（厚生労働省は２０１７年7月27日、２０１６年の日本人の平均寿命を発表、男性が80・９８歳、女性が87・１４歳と発表した）

世界の平均寿命を見ると、男女とも1位は香港、日本は2位です。また、世界のあらゆる国において女性の方が長生きという点は共通しているようです。

日本人の「四大死因」は、がん、心疾患、脳血管疾患、肺炎です。

食事、趣味、運動、ストレス改善などで健康長寿をめざしましょう。

高齢者の認知症の割合

アルツハイマー型：50％、レビー小体型：20％、脳血管性型：15％、その他：15％

レビー小体型認知症

原因：便秘。
初期症状：①便秘薬がだんだん効かなくなる。②昔ほど匂いを感じなくなった。③立ちくらみ（めまい）をすることがある。④寝相が悪い、寝言が多いと言われることがある（うなされる）。
2つ以上当てはまる人は要注意！

特徴的症状：①幻視（脳の視覚を司る部分を破壊、幻覚の一つ）。②運動障害（脳幹が侵される）。

原因：便秘が原因で脳まで侵食されるためです（海馬萎縮が起きないので発見が難しいとされます）。

便秘改善：長寿菌（ビフィズス菌と大便菌の総称）を増やす。

長寿菌を増やす方法：食物繊維と乳酸菌を摂ることです（韓国の水キムチ、粒味噌、パパイヤ、アオサ、黒糖など）。

2 認知症予防食品

認知症予防

若い脳を保つための食事のポイントは「減塩」「抗酸化」「コレステロール」です。高血圧は認知症の危険因子のひとつです。塩分やコレステロールの摂り過ぎは血管を老化させ、動脈硬化や脳梗塞を促します。また、活性酸素によって体の細胞が酸化すると新陳代謝が妨げられ老化を促してしまいます。栄養バランスのよい食事をすることは、高血圧・動脈硬化などの生活習慣病だけでなく、認知症予防にも効果的なのです。

認知症予防に効果的と言われる食品と栄養素

オリーブ油：オリーブ油にはオメガ9系（一価不飽和脂肪酸）に属するオレイン酸が豊富に含まれています。不飽和脂肪酸は血液中のコレステロールや中性脂肪をコントロールし、サラサラの血液に導く作用があるため、動脈硬化や脳梗塞の予防に効果が期待できます。また、最近ではエクストラ・バージン・オイルに含まれるオレオカンタールという抗酸化物質が、アルツハイマー型認知症の原因となるβアミロイドを減らす効果があるという報告がされています。オレオカンタールには抗炎症、がん細胞死滅効果もあると言われています。

「オメガ3、6、9の違い」

◻オメガ3：**アマニ油、シソ油、魚（マグロ、サバ、サンマ）の脂肪。**中性脂肪や悪玉コレステロールを減らし善玉（HDL）コレステロールを増やします。そして、神経の活性化、身体の基礎代謝向上、血流改善、血栓予防、アレルギーや炎症の抑制、老化予防、うつ症状の軽減などの効果があります。

◻オメガ6：**ベニ花油、コーン油、ゴマ油、サラダ油、マヨネーズなど。**悪玉コレステロールを減らす効果はあるが、善玉（HDL）コレステロールも減らしてしまう他、アレルギーなども促進してしまいます。しかし、オメガ6も不足してしまうと皮膚状態が悪化、肝臓や腎臓などのトラブルの原因となってしまいます。現代の日本では食の欧米化などの要因でオメガ6は過剰摂取となっているのが現状です。不飽和脂肪酸だからといって闇雲に摂取すればよいというものではありません

◻オメガ9：**オリーブ油、キャノーラ油。**悪玉コレステロールを減らす働きがあります。また、酸化しにくい特徴があるため、加熱処理をする食材との組み合わせに向いています。

「コリン食」：コリンというのは（アセチルコリン）という脳内伝達物質で海馬に多く存在しています。アセチルコリンが減ると記憶に障害を起こします。このアセチルコリンの原料になるのがコリンという栄養素で、コリンを含んだ食べ物を摂ることで記憶力が高まると期待されています。

コリンを含む食品：**大豆、納豆、枝豆、エンドウ豆、卵（黄身）、牛・豚のレバー、玄米、小麦胚芽、ブロッコリー、トウモロコシ、ヒマワリの種**

野菜、果物：活性酸素に対する抗酸化力を高める抗酸化物質として代表的なのは、ビタミンCやビタミンEの抗酸化ビタミンです。他にも、緑黄色野菜に含まれるβカロテンやトマトに含まれるリコピンなどのカロテノイド、そして、ザクロやブドウに含まれるポリフェノールなどが挙げられます。さらに、緑茶に含まれるカテキンやゴマに含まれるゴマリグナンなども全てポリフェノールの仲間です。これらの抗酸化物質はそれぞれが異なる働きをするため、いろいろな食材から摂取することがお勧めです。外食が多く野菜不足を感じている方は、フルーツジュースや野菜ジュースなどを飲むことも対策のひとつです。ただし、フルーツジュースは糖分を多く含むため1日1杯程度に留めてください。

魚：サバ・イワシ・サンマなどの青魚に多く含まれる不飽和脂肪酸ＤＨＡ（ドコサヘキサエン酸）やＥＰＡ（エイコサペンタエン酸）は血液中の中性脂肪や悪玉コレステロールを減

らすとともに、善玉（ＨＤＬ）コレステロールを増やし動脈硬化を防いでくれます。ウナギやマグロのトロ、ハマチや真鯛にも含まれています。ＤＨＡにはコレステロールの値を下げる効果が、ＥＰＡには血液をサラサラにして血栓を防ぐ効果があるため、認知症の原因となる生活習慣病の予防・改善が期待できます。また、血糖値を抑えてくれるオメガ３脂肪酸を含んでいます。

大豆、納豆：納豆に含まれるナットウキナーゼには血栓を溶かし血液をサラサラにする作用があります。また、納豆、ウズラの卵に含まれるレシチンは脳の神経細胞を活性化させます。レシチンはすべての細胞に存在していて老廃物を排泄してくれます。つまり、レシチンが足りなくなると、うまく新しい細胞に生まれ変わることができません。細胞の老化防止に大事な物質です。

きのこ類：腸内の余分なコレステロールを掃除してくれる食物繊維が豊富です。

ゴマ：ゴマに含まれるメチオニンは肝機能の働きを助け、トリプトファンはコレステロールや血圧を安定させる働きがあります。黒ゴマに含まれるアントシアニンには強力な抗酸化パワーがあります。

海藻類：ミネラル等が動脈硬化を予防し脳卒中による認知症を予防してくれます。ワカメ・昆布などには食物繊維も多く含まれています。

胚芽米、アーモンド、ヒマワリの種：ビタミンＥは抗酸化作用、老化防止効果に優れています。

トマト、スイカ：色素成分リコピンは抗酸化作用（紫外線から身を守る）や脳の老化を防ぐ効果があります。リコピンにはビタミンEの100倍の抗酸化作用があると言われています。

赤ワイン、レンコン、干しブドウ：ポリフェノールが脳の老化を防ぎます。

皮付きピーナッツ：レスベラトロール（ポリフェノールの一種）が脳の老化を防ぎます（効果には賛否両論あります）。

カマンベールチーズ：年をとると脳内に老廃物（アミロイドβ）が溜まります、アミロイドβが脳内に沈着すると脳の働きを司る神経細胞ニューロン（神経回路網）の情報伝達が正しく行われません。つまり、記憶・認知機能が維持できなくなります。カマンベールチーズ（白カビ）を食べると認知症の原因物質であるアミロイドβの沈着を抑えることができます（マウスの実験より）。チーズなどに含まれるチロシンには、神経伝達物質であるドーパミンやノルアドレナリン、アドレナリンの材料となり、脳を活性化させる効果があります。

チーズの栄養素：タンパク質、ビタミンB群、ミネラル、チロシン、脂質など。

認知症予防食品： オリーブ油、アマニ油、シソ油、ナタネ油、ヒマワリの種、胚芽米、アーモンド、ゴマ、魚類（マグロ、サバ、サンマ、イワシ、ニシン）、卵（黄身）、豚のレバー、大豆類（納豆、豆腐）、きのこ類、緑黄色野菜、果物（ザクロ、ブドウ、スイカ）、赤ワイン、カマンベールチーズ

その他の認知症予防食品： カレー、ウコン、サザエ、シジミ、緑茶、牛乳、乳製品、ビール、ココナッツオイル、コーヒー

カレー、ウコン： カレーに含まれるクルクミンがアルツハイマー病の原因物質を減らします（認知症予防）。米国人のアルツハイマー病発症率はインド人の４倍です。クルクミンには肝機能向上、二日酔い防止、食欲増進、血流改善、免疫力を高める、脳機能を活性化するなどの効果もあります。

サザエ、シジミ： タウリンには脳疲労回復、認知機能改善、精神疲労回復、ストレス解消、不安解消、不眠症の改善、睡眠の促進、肝臓機能修復、身体疲労回復、アンチエイジングなどの効果があります。

緑茶： カテキンには抗菌・殺菌作用、抗ウイルス作用、活性酸素除去作用、コレステロール

低下作用、体脂肪低減作用、抗アレルギー、虫歯予防などの効果があります。

牛乳・乳製品‥（タンパク質、脂質、糖質、ミネラル、ビタミン、カルシウムなど）筋肉、骨増強効果があります。

ビール‥ホップの苦味成分にはアルツハイマー病の予防効果があります。

ココナッツオイル‥ケトン体にはダイエット効果、アルツハイマー病改善、糖尿病予防、うがいで歯周病予防などの効果があります。ケトン体は（ブドウ糖）が枯渇して足りていない状態でエネルギーが必要な場合に、ブドウ糖の代わりに肝臓で「脂肪」が燃焼することでエネルギーとして作られます。

コーヒー‥コーヒーにはカフェイン、カフェー酸、タンニン、ポリフェノール、クロロゲン酸、ニコチン酸（ナイアシン）、トリゴネリン、褐色色素などの効能成分が含まれています。カフェインは、気管支喘息や狭心症の改善（効果は弱い）、眠気や疲労感を取り除く、呼吸機能や運動機能を高める、心臓の収縮力を高める強心作用、利尿効果、胃液の分泌を促進、アセトアルデヒド（二日酔いの原因）の排泄を促進、脳血管性の偏頭痛を鎮める、痴呆やパーキンソン病の予防効果などの生理作用があります。クロロゲン酸（ポリフェノールの一種）は糖尿病予防、心疾患予防（心筋梗塞、狭心症、心不全）、動脈硬化予防、がん予防、肥満予防、脳卒中予防、アルツハイマー病予防などの効果があります。インスタントコーヒーには老化防止に効果的なナイアシンがドリップコーヒーより多く含まれています（1日2〜3杯）。糖尿病予防効果としてのクロロゲン酸は血液の糖分の利用を促すインスリンの働きを活性化し、血糖値の上昇を抑えてくれます（食事の前後に飲むと効果大）。心疾患予防としてのクロロゲン酸には善玉（HDL）コレステロールの働きを良くする効果があります。動脈硬化の抑制、がん予防にはカフェインと抗がん剤を一緒に摂ると効果的と言われています（医師に相談）。この他コーヒーの効用としては、ポリフェノールなどが活性酸素を除去し、過酸化脂質の発生を抑えることにより、肝臓がんや消化器官のがんなどを予防、飲酒による肝臓の負担を軽減します。ニコチン酸がコレステロール値を下げ動脈硬化を予防、皮下脂肪の分解を促進し血液中の脂肪酸を増やします（持久力が増す）。コーヒーに含まれるフラン類がニンニクやニラ等の臭いの元を消すことによる口臭予防効果があります。

適度な運動、睡眠、その他

1　有酸素運動により、記憶を司る前頭前野で（海馬など脳内で物忘れストップ物質）BDNFが増えます、また、筋肉からもBDNFが分泌されます。ウォーキング等の有酸素運動でBDNFが10％増加し、脳の一部の機能に改善がみられたとの報告もあります。週3回1日30分のウォーキングなどを日課にするとよいでしょう。

2　平均7～8時間のよい睡眠を取りましょう（昼寝15分）。塩分は1日10gを目安にしましょう、そして歯でよく噛むことです。

3　ローズマリー（ローズマリーカンファー）、真正ラベンダーなどの香りを嗅ぐことで物忘れストップ物質BDNFを増やすことができます。

4　音楽を聞く、英会話をするなどの趣味を持ちましょう。

5　治療（インスリンを鼻から噴霧すると効果があります）（医師に相談）。

6　高血圧予防（減塩）、禁煙。

脳を活性化する食材・薬

1　αリノレン酸は脳の神経細胞を活性化します。

αリノレン酸を含む食品：エゴマ油、味噌、ホウレンソウ、クルミ

2　オメガ3（脳の65％は油）脳の働きを良くします。

オメガ3を含む食品：アマニ油（小さじ1）、シソ油、マグロ、サバ、サンマ

認知症改善薬：（プラズマローゲン）効果5割（実験結果）（医師に相談）。

認知症改善刺激法

親指刺激法（親指を意識的に動かすこと）で、脳への血流が約1・5倍良くなります。
a①　親指を立てて、息を吐きながら第一関節まで曲げる。
a②　息を吸いながら親指を伸ばす。
（10回1セット×2セット／日）
b①　右の親指のみ出して両手を握る、左の親指は4本の指で握る。
b②　両手をパーに開く。
b③　左の親指のみ出して両手を握る。
b④　両手をパーに開く。
（5回1セット×3セット／日）

血管・脳を若く保つアディポネクチンを増やす方法

アディポネクチン（健康長寿ホルモン）とは、脂肪細胞から分泌される善玉ホルモンの一種で、エネルギー代謝に大きく関わっている物質です。その働きは広範囲にわたり、血管修復作用や脂肪燃焼作用、血管拡張作用などがあり、糖尿病の予防、高血圧・動脈硬化予防、メタボリックシンドロームを予防する効果などが期待されています。

アディポネクチンは、体重を20代の時からプラスマイナス5kg以内に保つと善玉ホルモンが増え、体脂肪が少ないと増えます（運動等）。

アディポネクチンを増やす食材：**EPA（青魚）、βコングリシニン（大豆食品）、ビール酵母、食物繊維やマグネシウム（野菜、海藻）**

認知症予防ビタミン

▫ビタミンB12：認知症を予防するビタミンです。

ビタミンB12を含む食品：**アサリ、ニシン、イカ、カタクチイワシ、カツオ**

▫葉酸：ビタミンB12と葉酸を一緒に摂るとビタミンB12の吸収率を上げます（葉酸は赤血球を作ります）。

葉酸を含む食品：**小松菜（おひたし50g）55μg、卵（1個50g）22μg、春菊**

▫ビオチン：皮膚や髪を健康に保ちます。

ビオチンを含む食品：カレイ、アサリ、シシャモ、タラコ、イワシ、ピーナッツ、ヘーゼルナッツ、ヒマワリの種、アーモンド、卵黄

アルツハイマー型認知症予防

アルツハイマー型認知症の対策として期待できる栄養素：

- 亜鉛：亜鉛欠乏により細胞分裂の異常をきたし、記憶障害が起こると言われています。
- ビタミンＤ：不足すると認知症の発症リスクが高まるとの報告があります。
- ビタミンＢ６・Ｂ12：脳萎縮を遅らせる働きがあるとされています。
- オメガ３不飽和脂肪酸：魚に多く含まれる脂肪酸を摂るようにして、**トランス脂肪酸（マーガリンなど）や飽和脂肪酸（肉類・乳製品などの脂肪）の摂取は控えましょう。**
- レスベラトロール：ブドウの果皮に含まれるポリフェノールの一種です。記憶を担う海馬の働きを改善するとされています。アンチエイジングやアンチメタボなど、さまざまな効果があると期待されています。

イチョウ葉エキス：血行促進作用による大脳機能の向上が期待されます。
抗酸化作用、血小板凝集、血液凝固抑制作用、脳梗塞、動脈硬化の予防、血液循環改善

作用、血圧上昇抑制作用、血糖上昇抑制作用、末梢循環障害改善作用があります。

ジオスゲニン：ヤマイモに含まれる成分です。記憶力を高める効果があると発表され、アルツハイマー型認知症の改善が期待されている注目の成分です。漢方でも山薬《さんやく》という滋養強壮剤として用いられるヤマイモ成分（ジオスゲニン）は、若返りホルモンといわれる（DHEA）と似た働きをするといわれています。日本産のヤマイモには、ジオスゲニンが1％程しか含まれていませんが、中国産では多いもので約8％も含んでいるなど、産地によりジオスゲニンの含有量が異なります。また、最近の研究では、15％以上もジオスゲニンを含むヤマイモの原料開発に成功しています。認知症に希望をもたらすジオスゲニンの働きを発見したのは、富山大学の研究でした。機能不全になった脳内の神経を改善して記憶能力の回復を図ろうと研究が進められました。その研究過程でジオスゲニンにアミロイドβを減少させる働きがあるかもしれないということが解ったのです。このジオスゲニンの作用によって、記憶や情報伝達を司る神経が正常に近い状態に戻る可能性があります。しかし、この効果を狙えるジオスゲニンを摂取するためには積極的にヤマイモを食べなければなりません。しかも、継続的な摂取も必要となりますので、食生活を見直し栄養素を含んだサプリメントを摂取するのもよいでしょう。

アルツハイマー型認知症物質：アミロイドβ（タンパク質）

認知症が発生している人と発生していない人のアミロイドβの量は、どちらも多いことが解りました。しかし、アミロイドβの量が多いが認知症を発生していない高齢者は、同年代の高齢者の海馬より肥大していることがわかりました。

ＢＤＮＦ（Brain-Derived Neurotrophic Factor）：記憶・学習能力を司る海馬に多く存在する液体タンパク質（海馬を肥大させる物質）。

ＢＤＮＦを分泌させる方法：

運動：筋肉収縮――ＩＧＦ－１分泌――ＢＤＮＦ増加

頭を使う：ゲーム等の頭を使う娯楽

アルツハイマー型認知症予防食品：

亜鉛（牡蠣）、ビタミンＤ（魚、きのこ類）、ビタミンＢ６（魚類、マグロ赤身、カツオ）、ビタミンＢ12（アサリ、シジミ、牛レバー、鶏レバー、サンマ）、オメガ３不飽和脂肪酸（アマニ油、シソ油、魚）、レスベラトロール（赤ワイン、干しブドウ）、ジオスゲニン（ヤマイモ）、イチョウ葉エキス

アルツハイマー型認知症予防（アミロイドβの蓄積を抑える）

1　平均7～8時間の質のよい睡眠を取る。
65歳以上の男女を3年間調べた研究によると、6～8時間の睡眠では認知症の発症リスクは低いです。30分以内の昼寝をした人の発症リスクは5分の1に軽減されました。

2　脳神経を活性化させる。
有酸素運動：弱った神経細胞を活性化するホルモンが分泌されます。また、アミロイドβを分解する酵素も増えます。

3　コミュニケーション：いろいろな人とおしゃべりすると脳神経が活性化します。

4　知的活動：頭を使いながら指先を動かすと脳神経が活性化します（難しいことを無理やりやるのは逆効果です）。

食事でアルツハイマー型認知症予防（米国シカゴに住む高齢者1000人の食事を調査した結果）

発症を抑える可能性のある食品：
全粒穀物、緑黄色野菜（パプリカ、ブロッコリー、ニンジン、ホウレンソウなど）、ナッ

ツ類、オリーブ油、ワイン、ベリー類（イチゴ、ブドウなど）、その他の野菜（ダイコン、ハクサイ、タマネギなど）、魚類、鶏肉

食べ過ぎに注意した方がよい食品：バター、チーズ、お菓子、ファストフード（赤身の肉、牛、豚）

日本人はバランスのよい食事に加えて、減塩が必要です（高血圧、動脈硬化予防は脳の血管をしなやかに維持し、アミロイドβの排出量増加が期待できます）。また、日本人の高齢者は筋肉強化のため牛肉・豚肉（赤身）、鶏肉、魚、大豆などのタンパク質、骨量増加のため牛乳、小魚、乾燥シイタケなどのカルシウム、ビタミンDを多く取り入れた方がよいでしょう。

レビー小体型認知症：参照「1　長寿（100歳以上）の秘訣と食品」。

3 高血圧・心臓病予防食品

心筋梗塞・狭心症などの心臓病予防

悪玉（ＬＤＬ）コレステロールの数値が上がる原因：喫煙、運動不足、ストレス、食生活、が挙げられます。また、睡眠不足も動脈硬化などの原因の一つと考えられます。

心臓病予防食品

サバ（サバ缶）、ブリ、マグロ：（ＥＰＡ）血液サラサラ成分、動脈硬化に直接作用、血管の状態を改善、骨化の温床を潰します。動脈硬化の薬にも使用されています。

ダイコン：（イソチオシアネート、辛味成分）血液サラサラ成分です。

タマネギ：（シクロアリイン、涙刺激成分）血液サラサラ成分です（ケルセチン、タマネギの皮）。血液の酸化を抑えます。

小松菜、油揚げ：（カルシウム）心臓を若返らせます。

納豆や緑黄色野菜：（ビタミンＫ）血管内部や血管壁にカルシウムが沈着するのを防ぎます。

動脈硬化予防。

赤ワイン：（ポリフェノール）血管を広げしなやかにする一酸化窒素の生成を高めます。

パセリ、バナナ：（カリウム）塩分を排出し血圧を抑える効果があります。心臓病のリスク減少。

ゴマ：（セサミン）抗酸化作用、動脈硬化予防、脳血管性認知症を予防します。

納豆：ナットウキナーゼは血管をサラサラにし、ビタミンKは骨を丈夫にします。

ホウレンソウ、卵、ブロッコリー：（葉酸）血管の若返り効果があります。

（酸性温泉は血糖値を下げ血管年齢を若返らせます）

心臓病予防食品：
サバ（サバ缶）、ブリ、マグロ、ダイコン、タマネギ、小松菜、油揚げ、ゴマ、納豆、緑黄色野菜、赤ワイン、パセリ、バナナ、ホウレンソウ、卵、ブロッコリー

心筋梗塞発症の目安

「総コレステロール値」
男性　１５１～２５４
女性　30～44歳：１４５～２３８

45〜64歳：163〜273
65〜80歳：175〜280

「悪玉（LDL）コレステロール値」
男性　72〜178
女性　30〜44歳：61〜152
　　　45〜64歳：73〜183
　　　65〜80歳：84〜190

「中性脂肪値」
男性　39〜198
女性　32〜134

悪玉コレステロールを減らす方法：水溶性食物繊維を多く摂る。

水溶性食物繊維を含む食品：
ニンジン、ゴボウ、ダイコン、きのこ類、海藻類、納豆、長イモ、オクラ、アボカド、カボチャ、ニンニク、ゴマ、梅干し、寒天

糖分の吸収速度を緩やかにするので、食後の血糖値の急激な上昇を抑えてくれます。さらに、脂肪の吸収を抑えたり血中コレステロール値を減少させる働きもあります。

不溶性食物繊維を含む食品：ホウレンソウ、コンニャク、サツマイモ、小豆
不溶性食物繊維は排便を促す作用のほか、発がん性物質などの腸内の有害物質を体外へと排出させる働きを持つとも言われています。

善玉（ＨＤＬ）コレステロールを上げる方法：ウォーキング（８０００〜1万歩）。

動脈硬化予防

コメ油：（γ《ガンマ》オリザノール、スーパー・ビタミンＥ）

消化吸収の働きを高めるビタミンＢ1、腸の働きを良くする食物繊維を含みます。

γオリザノールは、ポリフェノールの一種で優れた抗酸化力を持ち、悪玉（ＬＤＬ）コレステロールを下げる作用があります。

ビタミンＥ（抗酸化作用）は動脈硬化などを予防します。

スーパー・ビタミンＥの抗酸化作用はビタミンＥに比べて約40〜60倍強いです。

ビタミンＣ（抗酸化作用）とビタミンＥを一緒に摂ると動脈硬化予防効果が大きいです。

大麦：（大麦βグルカン、水溶性食物繊維）腸内のコレステロールを材料とする胆汁酸を体外に排出してくれる働きがあります。麦ごはんは、白米と比べると糖の吸収を緩やかにし血糖値の急上昇を抑えてくれます。

煎茶： エピガロカテキンガレート（EGCG）の抗酸化作用は悪玉コレステロールを下げ動脈硬化を予防します。また、脂肪の吸収も抑えてくれます。煎茶（特に粉末は吸収がよい）、抹茶に多く含まれています。

クルミ：（αリノレン酸、ビタミンE）

αリノレン酸は血管をしなやかにし血圧を下げる効果があります。αリノレン酸は体内に入るとEPA、DHAに変化します。ビタミンEには抗酸化作用があり動脈硬化を予防します。

αリノレン酸を多く含む食品：

クルミ1個＝ホウレンソウ約22・5株＝ゴマ約360g、チーズ（ブルーチーズ、ゴーダチーズ）

チーズや発酵食品： LTP（ラクトトリペプチド）は、血管の動脈硬化を予防し血管を広げます。

シイタケ：（エリタデニン）シイタケに多量に含まれているエリタデニンという成分がコレステロールや血圧を下げてくれます。またシイタケには食物繊維が豊富で、小腸の中でのコレステロールの吸収を抑え、胆汁と結合してコレステロールをスムーズに排泄させてくれます。そのほかシイタケには、ビタミンB群の一種、ナイアシンも豊富なので、過酸化脂質を分解し粘膜を保護する作用があります。動脈硬化・高血圧を予防してくれます。

枝豆：メチオニン、ビタミンB1、ビタミンC、葉酸、鉄分、食物繊維、オルニチン、イソフラボン、プロアントシアニジンが含まれます。メチオニンはアルコール分解酵素の原料となります。

大豆食品：大豆イソフラボンには様々な栄養効果があります。成人病予防としては血中の悪玉コレステロール値を減らし、血液をサラサラにしてくれます。

メチオニンを含む食品：**枝豆、ゴマ、魚肉、大豆製品、高野豆腐、牛肉、レバー、チーズ、牛乳**

「実験結果」アルコール度が検出されなくなるまでの時間！
ビールだけ：2〜3時間、ビール＋枝豆（10粒）：30〜90分

動脈硬化予防食品：**コメ油、クルミ、チーズ、シイタケ、枝豆**

心臓血管の骨化予防

冠動脈の骨化で心筋梗塞死亡率が10倍以上になります。カルシウム不足で骨化が起こります。

骨化を防ぐ食品と栄養素：

青魚：（カルシウム、ＥＰＡ）動脈硬化に直接作用、血管の状態を改善します。

納豆、緑黄色野菜：（ビタミンＫ）骨から溶け出したカルシウムが血管壁に沈着するのを防ぎます。

運動で血栓を溶かす

30分以上の有酸素運動で不要な血栓を溶かします（効果は持続します）。

ハードな運動での血栓溶解効果は有酸素運動の５～10倍程度です（ハードな運動の効果は長く持続しません）。

有酸素運動は起きてから１時間以上たってから行った方がよいです。運動によって一酸化窒素ＮＯガスが発生し、このＮＯガスが血管を開きます。

高血圧予防食品と成分

トマト：（リコピン）抗酸化作用により動脈硬化を予防します。

納豆、乾燥ワカメ、ニラ：（ビタミンK）ビタミンKは血液凝固の促進因子と抑制因子の両方を活性化させる働きがあります。食用油と一緒に摂ると吸収がよいです。

抹茶、パセリ、シソ、モロヘイヤ：（カテキン）高血圧、動脈硬化予防効果があります。

チーズや発酵食品に含まれる成分：（LTP）高血圧予防や血管の収縮を防ぎます。

青魚、マグロの脂身、カツオ、サンマ、真イワシ、ブリ：（EPA）中性脂肪やコレステロールを下げる効果があります。

高血圧の原因：塩分摂り過ぎ（血液の量が増加、血管収縮）、過度の飲酒、喫煙。

高血圧予防食品：トマト、納豆、乾燥ワカメ、ニラ、抹茶、パセリ、シソ、モロヘイヤ、ブルーチーズ、青魚（サバ、マグロの脂身、カツオ、サンマ、真イワシ、ブリ）、豆腐、チョコレート、赤ワイン、紅茶、タマネギ、リンゴ

脳梗塞予防

クモ膜下出血危険度：
①痩せ過ぎ（ＢＭＩ18・５以下）、②たばこを吸う、③酒を飲む、④両親等にかかった人がいる、⑤しょっぱい物が好き、⑥40歳以上、⑦ストレスがある

脳梗塞予防に効果的な食べ物：納豆、豆腐、サバ、イワシ、ピーマン、トマト

大豆製品（納豆、豆腐）：血管の老化や炎症を防ぎ血液をサラサラにしてくれます。
青魚（サバ、イワシ）：血液をサラサラにしてくれます。
緑黄色野菜（ピーマン、トマト）：動脈硬化予防に効果的です。

血管の若返り

血管若返り物質（一酸化窒素ＮＯ）：運動、入浴でＮＯが分泌されます。
（分泌が少ない）１・０＜２・１５＜３・０（分泌が多い）

▫糖質：糖質は血管を傷つけますので炭水化物を半分にしましょう。また、果物は糖質が多いので摂り過ぎには注意してください。

□葉酸：葉酸は新陳代謝や細胞分裂が活発な組織で必要になるビタミンです。爆発的な細胞分裂をして急激に成長していく胎児や消化器官の粘膜、赤血球の製造などで葉酸は必要になります。

葉酸を多く含む食品：ブロッコリー、ホウレンソウ、小松菜、アスパラガス、ニラ、枝豆

□ポリフェノール：抗酸化作用、活性酸素を無害化します。

ポリフェノールを多く含む食品：赤ワイン、ブルーベリー、コーヒー、大豆、アサイー、ナス

□コリン：血管を拡張させて血圧を下げます。血管の壁にコレステロールが入り込むのを防ぎます。動脈硬化予防、認知機能の維持に効果があります。

コリンを多く含む食品：牛乳、卵黄、レバー、大豆、ナッツ類

□カリウム：余分な塩分を体外に排出し血圧を下げます（高血圧予防）。

カリウムを含む食品：野菜、果物、海藻、豆類等、干しブドウ、アボカド、干し柿、プルーン、バナナ、昆布、ワカメ、ヒジキ、アオサ、焼き海苔、切り干しダイコン、トウガラシ、カンピョウ、パセリ

□カロテン：血管壁の酸化を防ぎます。**ニンジン**

□チャランチン：血糖値を下げる効果だけでなく、コレステロール値を下げる作用もあります。**ゴーヤ**

□ビタミンC：血管を丈夫にします。

ビタミンCを含む食品：キウイフルーツ（ゴールド）、イチゴ、赤パプリカ

□ショウガオール：末端の血管を開きます。**ショウガ**

□オメガ3：EPA、αリノレン酸

オメガ3の一部は体内でEPA（イコサペンタエン酸）に変換されます。EPAは血管内皮細胞に取り込まれ動脈硬化を予防し、血管をしなやかにしてくれます。

オメガ3を含む食品：アマニ油、エゴマ油、魚類

中性脂肪

動物性脂肪を大量摂取すると肝臓で中性脂肪に変化し、血管にプラークが溜まり動脈硬化が進みます。また、アルコールや炭水化物の糖質が中性脂肪を増やします。煙草を吸うと血管が収縮し動脈硬化が進行します。

内臓脂肪が多いと食後高脂血症になりやすく、中性脂肪が分解されにくいです。

食後高脂血症の改善法：（水溶性の食物繊維から先に食べる）

ネバネバ食品（納豆、オクラ、ナメコ、長イモ）

海藻類（海苔、ワカメ、寒天、昆布）
根菜類（ダイコン、ニンジン、ゴボウ）
食後10分〜1時間の間に10分のウォーキングをする（内臓脂肪も減少します）。

高脂血症の改善食品：納豆、オクラ、ナメコ、長イモ、海苔、ワカメ、寒天、昆布、ダイコン、ニンジン、ゴボウなど

高血圧・動脈硬化・心臓病・脳梗塞予防食品：
納豆、枝豆、豆腐、油揚げ、海藻、抹茶、リンゴ、バナナ、赤ワイン、紅茶、サバ、マグロの脂身、カツオ、サンマ、真イワシ、ブリ、卵、ブルーチーズ、チョコレート、コメ油、クルミ、ゴマ、シイタケ、寒天、トマト、ニラ、パセリ、シソ、モロヘイヤ、タマネギ、小松菜、ホウレンソウ、ブロッコリー、ピーマン、オクラ、ダイコン、ニンジン、ゴボウ、長イモ、ニンニク、カボチャ、梅干し、アボカド

4 糖尿病予防食品

糖尿病

1型糖尿病　遺伝、ウイルス感染
2型糖尿病　偏った食生活、肥満・運動不足・ストレス（患者の95％）
血糖値：空腹時70～109mg／dl（正常値）、126mg／dl以上（糖尿病）、
満腹時140mg／dl

血液中の糖が増えると、血糖濃度を下げようと血液に水分が送られます。そうすると、身体の水分が血液中に送られるため、脱水状態になります。糖が入った飲み物を摂ると身体の脱水状態がさらに加速し、熱中症のリスクが大きくなります。また、高血糖の原因は脂肪にもあります。肉類の脂肪を摂り過ぎると内臓脂肪が増加し、その内臓脂肪から分泌される物質TNF－αがインスリンの働きを妨げます。その結果、高血糖になります。

（TNF－αは脂肪細胞から分泌されるアディポサイトカイン「生理活性物質」の一つで、筋肉、脂肪組織や肝臓での糖の働きを抑制する作用があります。肥満時には増加し、糖尿病や動脈硬化などのリスクを高めます。TNF－αは、Tumor Necrosis Factor-αの略です）

飲料の糖分量：

ビール（350㎎）角砂糖約3個分、（500㎎）角砂糖約5個分
スポーツドリンク（500㎎）角砂糖5〜8個分
炭酸飲料水、コーラなど（500㎎）角砂糖約10〜16個分
果汁100％ジュース（500㎖）角砂糖約20〜15個分
赤ワイン（100㎎）角砂糖約0個分

糖尿病の症状・初期症状の例：

①喉の渇き、②尿の量・回数が多い（多尿・頻尿）、③体重が急激に減る（食べているのに痩せる）、④全身がだるく、疲れやすい、⑤目がかすむ（視力障害）、⑥尿に糖が出る（尿糖）、⑦尿の泡立ちがなかなか消えない、⑧立ちくらみ、⑨手足のしびれ、⑩手足の冷え（手先の冷え・足先の冷え）、⑪インポテンツ（性欲減退）、⑫月経異常

糖尿病の原因：

インスリンは血中の糖を筋肉などに運ぶ物質で、インスリンの働きにより糖は体のエネルギーになります。高血糖が続くとインスリンの働きが悪くなり血中の糖が運ばれなくなります。体がエネルギー不足となり筋肉が衰え体重の減少が起こります、そして、疲労感を感じてきま

す。高血糖の状態が長く続くと膵臓が疲弊し、インスリンの分泌や働きが悪くなります。

2型糖尿病予防

血糖値を下げる効果のある食品：

トマト：リコピンは血糖値の上昇を抑えるインスリンの働きを促進します。そのリコピンはトマトの皮に多く含まれます、また、トマトジュース用のトマトには3倍のリコピンが含まれています。トマトジュースは糖尿病の人が薬で治療する場合とほぼ同程度の効き目があります。トマトジュースにオリーブ油を加えるとリコピンの吸収率が高くなります。さらに、それを温めて飲むとリコピンが倍以上油に溶けて体内に吸収し易くなります。ホットトマト・オリーブ油ジュースはリコピンの吸収率が4・5倍にUPします。

大豆製品：豆乳・豆腐・納豆にはタンパク質が豊富に含まれ、低カロリー食品です。豆乳にはピニトールと呼ばれる成分が入っており、血糖値を半分に抑える効果があります。他にも中性脂肪やコレステロールを低下させる効果があります。ピニトールには不妊の原因の一つである「PCO（多嚢胞性卵巣症候群）」と「ED（勃起不全）」に効果があるともいわれています。納豆は食物繊維がたくさん含まれていて、血糖値を下げるインスリンを補助してくれる効果があります。

魚類：魚の脂肪分にはオメガ3が含まれているので、血糖値が上昇するのを抑えてくれる働きがあります。魚の脂肪分には中性脂肪を下げる働きがある不飽和脂肪酸が含まれています。不飽和脂肪酸は血糖値を下げるインスリンの分泌を促してくれるのです。特に、青魚にはオメガ3が沢山含まれています。代表的な魚というと、イワシ、アジ、サンマ、サバなどがあります。できれば血糖値を下げるためにも、生の刺身の状態で食べるのがベストです。

桑の葉（青汁）：桑の葉を原料としている青汁には、豊富な食物繊維とビタミンCが含まれています。その青汁には血糖値を下げる効果があるといわれているので、食事の前に摂取するのがよいでしょう。

ブラックコーヒー：クロロゲン酸の代表的な効能は糖質吸収阻害効果です。正確には糖質を分解する酵素の一つの働きを阻害し、最終的に血中に流れることとなるグルコース（ブドウ糖）への分解を阻害します。食事の前後に飲むことで血糖値の上昇を抑えます。また、コーヒーに含まれるクロロゲン酸は善玉（ＨＤＬ）コレステロールの働きを良くする効果があります（動脈硬化の抑制、脳卒中予防、心疾患予防、がん予防）。

豚肉：豚肉に含まれるビタミンＢ1は糖質をエネルギーに変える役割をします。

豚肉とネギ、タマネギ、ニンニク、ショウガなどを一緒に摂ると効果が大きいです。

冷えたソバ、冷や麦：これらは温かいものより血糖値上昇が緩やかになります。

大麦：（水溶性食物繊維）麦ごはんは、白米と比べると糖の吸収を緩やかにし血糖値の急上昇を抑えてくれます。

ゴーヤ：チャランチンは血糖値を下げる効果だけでなく、コレステロール値を下げる作用もあります。

□メラノイジン：メラノイジンはタマネギを炒めたとき、肉を焼いたとき、コーヒー豆の焙煎のときなどに作られ、八丁（赤）味噌や醤油の色素に含まれます。優れた抗酸化作用があり、脂質の酸化を防ぎ動脈硬化を予防する働きがあります。また、コレステロール値を下げることにより血糖値が正常に保たれ、脂質異常や糖尿病に効果を発揮します。

2型糖尿病予防食品：**トマトジュース、豆腐、豆乳、納豆、青魚（イワシ、アジ、サンマ、サバ）、桑の葉（青汁）、ブラックコーヒー、豚肉、冷えたソバ、冷や麦、八丁（赤）味噌**

□低GI食品：食事をすると、摂取したものは体内で「糖」になり血液中を流れます。つまり食事により血糖値が上昇するのです。作られた糖は私たちのカラダを動かすエネルギーとなりますが、急激に増えると「インスリン」というホルモンが血糖値を下げようとします。インスリンには脂肪を作り脂肪細胞の分解を抑制する働きがあるので、分泌され過ぎると肥満の原因ともなってしまいます。インスリンの分泌を抑えるためには、血糖値の上昇をゆるやかにする食事が必要となります。そこで目安となるのが「GI値」です。GI値とは、グリセミック・インデックス（Glycemic Index）の略で、その食品が体内で糖に変わり血糖値が上昇するスピードを計ったものです（GI値：血糖値の上昇率を表す指標）。ブドウ糖を摂取した時の血糖値上昇率を100として、相対的に表されています。

低GI食品：イチゴ（GI値29）、キュウリ（GI値23）、味付け海苔（GI値15）

血糖値を下げる腸内細菌のエサ：根菜類（イモ類以外、ニンジン、ゴボウ）、きのこ類、海藻類（ワカメ、ヒジキ）、トマト、オクラ、タマネギ、ニラ、アボカド、レモン、ニンニク、ネギ、玄米、麦飯、五穀米、納豆、水溶性食物繊維が多い食品（ニンジン、ゴボウ、ダイコン、きのこ類、海藻類、納豆など）

（野菜、魚、ご飯の順に食べると血糖値が下がります）

運動、骨ホルモン増で血糖値減

踵落《かかと》とし1日30回（体重の3倍の力が骨に加わります）。全身の骨が活性化し、骨ホルモンを増やすと血糖値が減ります。また、運動（ウォーキング30分）、昼寝15分で血糖値が減ります。食後1時間は消化しきらない食べ物が腸へ下がり膵臓に負担が加わるので運動してはいけません。

昆布の健康効果

昆布に含まれるアルギン酸は糖質、塩分、脂肪、油、コレステロールなどを体外に排出する働きを促進します（糖尿病予防、高血圧・高脂肪症の改善）。

昆布に含まれるフコイダンは、腸の環境改善、NK細胞の活性化、免疫力UP、抗酸化作用、血栓症予防、肝機能改善、アレルギー改善、便秘改善、がん細胞抑制などの効果があります。

トロロ昆布1日3gで効果大です、昆布そのままよりアルギン酸、フコイダンの溶出量が約3倍です。

注意：昆布にはヨウ素が多く含まれているため、ヨウ素の摂取制限をされている方は、医師に相談してください。

間食（つまみ食い）

間食をすると高血糖の状態が長く続き膵臓が疲弊します。そうすると、インスリンの分泌や働きが悪くなります。血糖値を上げないようにするためには、間食を200㎉以下にしましょう。

食品のカロリー：

プリン1個157kcal、シュークリーム1個190kcal、大福1個165kcal、せんべい3枚180kcal、チョコレート10片200kcal

1日の必要摂取カロリー計算

標準体重から計算する1日の必要摂取カロリー計算：

標準体重＝身長（m）×身長（m）×22

〈例〉身長が162cmなら標準体重は1・62×1・62×22＝57・7368（約58kg）

目標体重からの計算方法：

一日に必要な摂取カロリー＝体重×（25〜30）

58kg×25＝1450（kcal）、58kg×30＝1740（kcal）

必要摂取カロリーは一日当たり1450〜1740kcal

酸性泉入浴

亜鉛・マンガンを皮膚から吸収しインスリンを増加し、血糖値を低下させます（糖尿病2型に効果的です）。

血糖値上昇を抑える方法：

1　糖分が多いものを控える。
2　ゆっくり食べる。
3　野菜から食べる。
4　運動をする。
5　食事を摂っていない絶食時間を長くとる（8時間以上）。

5 夜間頻尿予防食品

頻尿の三大原因と対処法

1　あまり勢いがなく排尿に時間もかかる。

原因：前立腺肥大（男性）、女性（尿道狭窄）

男性の場合、加齢等で前立腺が肥大：尿道が狭くなり尿の出が悪くなります。

対処法：

男性の頻尿改善法：便座に座って、少しいきみながら排出する。

女性の頻尿改善法：膀胱のある下腹部を押し揉みながら排尿する。

2　勢いはあるが排尿の時間が短い。

原因：過活動膀胱（膀胱を収縮させる神経が過敏になる）。尿が溜まっていなくても排尿等があれば過活動膀胱の可能性が高い。

対処法：

過活動膀胱の頻尿改善法：尿意を催したら少し我慢してみる。

3　尿が溜まってもスムーズに出せず時間がかかる。

原因：神経性膀胱（膀胱周囲の神経障害が起き、膀胱機能が悪化）。

神経性膀胱の特徴：尿を出し切れていないため、残尿感を感じる。

改善法：泌尿器科を受診、検査することをお勧めします。

尿の色から病気を判断

白濁色：膀胱炎

無色透明：糖尿病の可能性

薄い橙色：1週間以上続く（膀胱がん）

（病院で診察を受けることをお勧めします）

頻尿とは

1日8回以上トイレに行く。

過活動膀胱：尿が膀胱に溜まっていないのにトイレに行きたくなる状態（前立腺の肥大が主な原因）。

いつまでも消えない泡：腎炎、腎不全、腎臓機能低下（少し泡が出てすぐ消えるのは問題ない）。

（病院で診察を受けることをお勧めします）

夜間頻尿予防

対策1：塩分を減らす、1日の塩分摂取量（18歳以上）、男性8・0gまで、女性7・0gまで

寄せ鍋（一人分）塩分量約5・5g、鍋焼きうどん（一人分）塩分量約5・2g、醤油ラーメン（一人分）塩分量約11・9g

対策2：ふくらはぎの下にクッションを置き、足を心臓より高く上げます。1回20分、就寝4時間前に行います。身体の中で作られた水分は日中足の方向に溜まります。ごろ寝・足上げをすることで、下半身に溜まった塩分を含む水分が尿になるように促します。そして、寝るまでに尿として出してしまいましょう。体内の水分が尿になるには約4時間かかるので足上げは寝る4時間前までに行います。

頻尿の人が避けたい食品

加齢などが原因の夜間頻尿の人は**アルコール（ビール）**や**カフェイン**が入った飲料（**コーヒー、緑茶、紅茶、烏龍茶、ココア、コーラ、栄養ドリンク**）を控えましょう。お勧めの飲み物は麦茶と水です。

果物は尿の排出を促すカリウム（利尿作用）が多く含まれている上に、柑橘系のものは膀胱を刺激するので控えた方がよいです。

カリウムを含む食品：**干し柿、アボカド、干しヒジキ、バナナ、メロン**

頻尿改善方法

頻尿は腎臓の衰えが原因になっている場合があります。腎臓機能が衰えた場合、睡眠中に尿の量を減らす働きが低下し、夜にも昼間と同じくらいの尿を作る〝多尿〟による夜間頻尿の原因になります。

腎臓によい食べ物：**ゴボウ、ヤマイモ、サトイモ、クリ、シジミ、大豆製品、キャベツ、トウモロコシ、きのこ類、クルミ、ゴマ、ハト麦**

（冬瓜やスイカは利尿作用がありますので、頻尿対策用の食べ物としては向きません）

前立腺肥大の薬による治療をすれば頻度はかなり楽になります。

頻尿改善食品：**銀杏、ヤマイモ、柿の葉、ナス**

銀杏：頻尿、尿漏れを改善。

ヤマイモ：腎臓の炎症を抑えて腎機能を高めます。前立腺肥大予防効果あり。

柿の葉：腎臓や尿路の炎症を抑えます。

ナス：アントシアニンが腎臓の老化を遅らせます。

その他改善方法：

腎臓の老化防止：塩分を減らす（1日　男性8g、女性7g）。

肥満予防：ウォーキング。

前立腺肥大に効果的な食べ物：**冬瓜**がよいといわれていますが、これは前立腺肥大が悪化して尿閉（全然尿が出なくなる状態）になるのを防ぐためであり、頻尿対策には向きません。また、**ノコギリヤシ**は男性の発毛、育毛、男性機能の回復などに効果があります。

前立腺肥大症の症状を和らげて、頻尿を軽くする効果もあるといわれています。**ペポカ**

ボチャの種子は、ヨーロッパで泌尿器系患者に用いられており、頻尿、尿失禁、初期の前立腺障害に効果があるとされています。

冷えを改善する食べ物：体の冷えで尿量が増加して頻尿になっている人は、なるべく体を温める食べ物を多く摂るようにしましょう。冷え改善で頻尿対策に効く食べ物は冬野菜です。特に薬味として使われる**ネギ**、**ショウガ**、**トウガラシ**には体を温める成分が多く含まれています。

6 胃腸病・がん予防食品

大腸がん予防（葉酸、ビタミンE）

葉酸含有量（100g当たり）：

枝豆（生210μg）、ホウレンソウ（生210μg）、ブロッコリー（生210μg）、春菊（生190μg）、アスパラガス（生190μg）、海苔（葉酸の量はホウレンソウの9倍、枝豆の6倍）、納豆、レバー、モロヘイヤ、カボチャ、イチゴ、アボカド、バナナ、キウイ

葉酸はビタミンB6、ビタミンB12と一緒に摂ると大腸がんの予防効果が大きくなります。

ビタミンB6を含む食品：ニンニク、牛レバー、サンマ、イワシ、マグロ、カツオ、バナナ、アボカド

ビタミンB12を含む食品：アサリ、シジミ、牛・豚レバー、煮干し、焼き海苔、牡蠣、サンマ、イクラ、プロセスチーズ

ビタミンEを含む食品：ヒマワリ油、米ぬか油、アーモンド（抗酸化作用があり大腸がん予防の働きがある）

大腸がん予防食品：

（葉酸）枝豆、ホウレンソウ、ブロッコリー、春菊、アスパラガス、海苔、納豆、レバー、モロヘイヤ、カボチャ、イチゴ、アボカド、バナナ、キウイ

（ビタミンB6）ニンニク、牛レバー、サンマ、イワシ、マグロ、カツオ、バナナ、アボカド

（ビタミンB12）アサリ、シジミ、牛・豚レバー、煮干し、焼き海苔、牡蠣、サンマ、イクラ、プロセスチーズ

（ビタミンE）ヒマワリ油、米ぬか油、アーモンド

胃がん予防（ケルセチン、DATS）

タマネギ：ケルセチン（ポリフェノールの一種）はがんに対して抗酸化物質として働きます。ピロリ菌の周囲に大量の活性酸素が発生し、胃粘膜への細胞攻撃で傷ついた細胞ががん細胞に変化します。ケルセチンは活性酸素を中和して無害化させます（タマネギを水にさらすとケルセチンは減少します）。

ケルセチンを含む食品：トマト、ブロッコリー、オレンジ、リンゴ、ワイン

ニンニク：ニンニクから生成されるDATS（ダッツ）を含む有機硫黄化合物の抗がん作用

が期待されています。ＤＡＴＳはがんに変化する前の細胞を自ら死に追いやる働きをします。ＤＡＴＳは脂溶性なので油と一緒に摂取すると体に吸収されやすいです。黒ニンニクはポリフェノールやアミノ酸が多く含まれ、抗酸化作用、免疫力ＵＰ、生活習慣病予防などの効果があります。また、黒ニンニクにはがん細胞の増殖を抑える成分が多く、普通のニンニクの8倍以上含まれています（1日2分の1〜1個）。無臭ニンニクはタマネギの一種でありアリシンが含まれています。

コーヒー：コーヒーの成分であるクロロゲン酸には抗酸化作用があり、がんの発生を抑える効果があります。心臓や脳の血管の炎症を抑える効果もあります（1日2〜3杯）。

（ＢＭＩが約25の値の人〈ポッチャリ型〉はがんにかかりにくい）

緑茶：緑茶ポリフェノールを摂ると胃がんの発生率が3分の1に低下します（煙草を吸う人は、緑茶を飲み過ぎると逆効果の人もいます）。

ブロッコリーの新芽：ブロッコリー・スプラウトに含まれる「スルフォラファン」が発がん物質を退治してくれます。新芽はブロッコリーよりスルフォラファンが7倍以上濃縮されています。スルフォラファンの効能としては、主に、体内の解毒酵素や抗酸化酵素の効力を高めます。スルフォラファン自体も、有毒な発がん物質を無毒化して体の外へ排出する力を持っています。酵素を摂取するという意味でもやはり生で食べるのが一番効果的です。

きのこ類（エノキ茸、ブナシメジ、その他）：βグルカンがリンパ球を増やし免疫力を高め、がん細胞を抑制します。腸内環境を整えコレステロール値を下げてくれます。

温州ミカン：温州ミカンのβクリプトキサンチンの量はオレンジの60倍、皮にも多く含まれています。また、発がん性物質を抑えるリモネンが豊富に含まれています（ミカンの皮は80℃のお湯でよく洗い乾燥さます。乾燥したミカンの皮を細かく刻み、ヨーグルト等に混ぜて食べるとよいです）。

ハト麦：ハト麦にはがん細胞の発生を抑える成分ヨクイニンが含まれています（1日ハト麦茶0・5〜1・0L）、抗腫瘍作用（イボや魚の目、ポリープ、がんなどを取り除く）、利尿作用（尿の出をよくして、むくみを改善）、鎮痛作用（神経痛、リウマチ、関節炎などの痛みの緩和）、健胃作用、排膿作用（化膿性の病気の膿を体外に排出する）、美肌作用（新陳代謝を促し、シミやシワを予防・改善する）などの効果があります。

大豆製品：イソフラボンには乳がん、前立腺がん、大腸がんなどの予防効果があります。

生野菜：がん細胞の発生にかかわる細胞の炎症を抑えます。

玄米：糖質の吸収が緩やかになります（糖分はがんのエサ）。

ニンジン：βカロテンが活性酸素を抑える成分です（その他の食品、青ジソ、ホウレンソウ、小松菜などにも含まれています）。

クレソン：イソチオシアネートは体に入ると抗酸化物質を大量に作ります（胃がん、大腸がん、乳がん予防効果）。

イソチオシアネートを含む食品（100g当たり）：クレソン81・3㎛ol、ブロッコリー38・6㎛ol、キャベツ27・5㎛ol、カリフラワー11・6㎛ol

胃がん予防食品：

（ケルセチン）タマネギ、トマト、ブロッコリー、オレンジ、リンゴ、ワイン
（DATS）ニンニク、黒ニンニク
（クロロゲン酸）コーヒー
（緑茶ポリフェノール）緑茶
（スルフォラファン）ブロッコリーの新芽
（βグルカン）きのこ類（エノキ茸、ブナシメジ）
（βクリプトキサンチン）温州ミカン
（ヨクイニン）ハト麦
（イソフラボン）大豆製品、生野菜、玄米

肉ばかり食べ過ぎると、腸内にがんを誘発する有毒物質が溜まって、大腸がんのリスクが高まります。キャベツなどの野菜を一緒に摂るとよいでしょう。

- 胃がんはピロリ菌と塩分の摂り過ぎが原因で発生します。野菜ジュースなどを摂ることでカリウムが腎臓から塩分を排出してくれます（減塩は体の酸性化を防ぎます）。
- 入浴で38～39℃のぬるま湯に15分以上浸かります。リラックスすることでがん細胞を抑制するリンパ球の働きが良くなります（入浴剤を入れるとよいでしょう）。
- 睡眠不足（蓄積）が原因で前立腺がん、乳がんなどの発症リスクが高まることが分かってきました（最低6時間、理想7～8時間の睡眠）。
- 大腸がん、胃がんなどの予防食品はお互いに共通の予防・効果が期待できます。

ピロリ菌撃退

ピロリ菌は主に5歳以下の子供に感染しますが、大人同士は感染しません。胃の粘膜に生息していて胃がんの原因といわれる菌です。除菌によって胃がん発生率が3分の1に下がります。
ピロリ菌除菌効率：抗生物質のみ67・3％、抗生物質＋ＬＧ21乳酸菌82・6％。
ノロウイルス：手洗い、ラクトフェリン（乳酸菌）は感染予防に効果的です。

抗がん・抗酸化作用（S－アリルシステイン）

ニンニク：ニンニク成分のS－アリルシステインはニンニクにしか含まれていない物質です。S－アリルシステインは抗がんや抗酸化などの作用があります。S－アリルシステインは、ニンニク、黒ニンニク特有の成分です。

▫抗がん作用：人間の体には免疫機能が備わっています。免疫は病原菌など外敵を排除し体を正常な状態に保つように働いています。免疫機能にはNK（ナチュラルキラー）細胞と呼ばれる免疫細胞が存在しています。NK細胞は異常を生じたがん細胞を攻撃する働きを持った免疫細胞です。S－アリルシステインは、弱ったNK細胞を活性化し正常に戻す働きがあることが確認されています。

▫抗酸化作用：S－アリルシステインは抗酸化物質としても知られている成分です。抗酸化物質は体内で発生した活性酸素によって引き起こされる酸化を抑える働きがあります。活性酸素は紫外線、ストレス、激しい運動、老化などによって発生します。酸化の状態を指す言葉として酸化ストレスというものがあります。酸化によって細胞がダメージを受けると、皮膚ではシワやシミの原因になり、生活習慣病、老化などの原因になると考えられています。

S－アリルシステインにはがん予防の他に高血圧改善、認知症予防、動脈硬化予防、心臓疾患予防に効果が期待されています。

S-アリルシステイン含有量：

1 黒ニンニク（ニンニクの16倍）
2 焼酎漬け3年（ニンニクの11・5倍）
3 醤油漬け1年（ニンニクの10・5倍）
4 酢漬け3年（ニンニクの3・8倍）
5 ニンニクのみじん切り（ニンニクの1・8倍）

弱った胃腸には！

ダイコン：ジアスターゼ（デンプンの分解を促進します）、プロテアーゼ（タンパク質を分解）、イソチオシアネーゼ「辛味成分」は胃液の分泌の促進などの効果があります。ダイコンおろしがお勧めです。切り干しダイコン（生のダイコンと比べて、カリウム約14倍、食物繊維16倍、ビタミンB1、B2約10倍、カルシウムは約23倍含まれています）は戻し汁も使用するとよいでしょう。乳酸菌や酵母菌などの善玉菌を含む発酵食品（味噌、漬物）は胃腸を強くします。

胃潰瘍予防：昆布（アルギン酸）が胃潰瘍の治療薬に、胃粘膜を保護し胃酸から守ります。

便秘解消によい食べ物

食物繊維量（100g当たり）：レタス1・1g、ゴボウ5・7g、干し柿14g（2〜3個）、柿1・6g

（干し柿＋オリーブ油＝効果大）

注意：食物繊維は食べ過ぎると便秘をさらに悪化させます。

二酸化炭素泉を飲むと便秘に効果的です。

ビールは消化、腸の運動を活発にします。

ハチミツ＋牛乳（オリゴ糖＋乳糖）は、腸内環境の改善に効果的です。

ご飯が冷えると「デンプン」が胃で消化しにくい「レジスタントスターチ」に変化します。

レジスタントスターチは胃で消化されずに大腸まで直接届きます（便秘改善）。

落下腸が原因の便秘

改善方法：

1　仰向けになり、両ひざを立てて、腰の下に座布団などのクッションを置く。

2　両手で腸を下から上に押し上げるようマッサージをする（毎日1～2分間）。

落下腸が原因で便秘になる人が意外と多いです。

腸内環境を整える食品

▫発酵食品：（善玉菌UP食材）**納豆（ビタミンK）、キムチ、漬物（ぬか漬け）、ヨーグルト、味噌、麹、チーズ（プロセスよりナチュラルチーズ）、甘酒、ピクルス**

▫消化酵素の入っている食材：（善玉菌のエサ）

（食物繊維）ダイコン、パイナップル、パパイヤ、ニンジン、ヤマイモ、サツマイモ、海藻類、きのこ類、大麦、コンニャク

（オリゴ糖）ゴボウ、バナナ、リンゴ、ハチミツ、タマネギ、アスパラガス、大豆

▫水溶性食物繊維：オクラの糖タンパク質（ネバネバ成分）がムチンの分泌に役立ちます。ムチンは、食品に含まれているだけでなく、胃や腸を覆っている粘液の部分にも含まれています。ムチンが胃腸の壁バリアとなり、弱った胃腸を守ってくれます。胃潰瘍や胃炎の予防効果が期待できます。

ムチンを含む食品：納豆、オクラ、ヤマイモ、ナメコ、サトイモ、レンコン、モロヘイヤ

ムチンは熱に弱いので、できれば生のまま食べる方がよいでしょう。

腸内細菌のバランスが崩れる二大原因

①加齢、②高脂肪食。

赤ちゃんの腸内細菌のほとんどは善玉菌なので便が臭くないですが、加齢とともに腸内細菌の悪玉菌が増加し便が臭くなります。腸内細菌のバランスが崩れると花粉症等のアレルギー性疾患、がん、うつ病、動脈硬化、パーキンソン病、自己免疫疾患などのリスクが高まります。

肥らない身体を作る腸内バランス：

1　食事（いろいろな種類の食品を摂る）

2　昼寝（食後安静にすると、消化のために血流が腸に集中し、腸の動きが良くなります。その結果、腸内の細菌が活発化します）

3　脳の活性化（脳、手先を使うことにより腸の動きが活性化し、腸内細菌のバランスが

良くなります）

腸内フローラを良好に保つ食物繊維の黄金比率（水溶性1：不溶性3の割合）

中毒の予防

O157：牛乳、馬肉（予防↓焼く）

サルモネラ菌：鶏肉、卵（冷蔵保存、予防↓焼く）

腸炎ビヴリオ：魚（よく洗う）

カンピロバクター細菌、黄色ブドウ球菌：75℃で1分以上の加熱でほとんどの食中毒を起こす菌は死滅します。

アニサキス：サバ、イワシ、スルメイカ（胃腸壁に侵入、予防↓焼く）

食物繊維を含む食品

▫水溶性食物繊維：糖分吸収速度を和らげ、脂肪の吸収を抑える働きがあります。また、腸内環境を整えます（ビフィズス菌を増やす）。

- 水溶性食物繊維を含む食品：**ラッキョウ、カボチャ、アボカド、キャベツ、ダイコン、コンニャク、昆布、ワカメ、モズク、オクラ、きのこ類、ナス、ゴボウ、タマネギ、ヤマイモ、キウイフルーツ**
- 不溶性食物繊維：排便を促す働きがあり腸内の有害物質を体外に排出する効果があります。

不溶性食物繊維を含む食品：**インゲン豆、ヒヨコ豆、リンゴ、ゴボウ、玄米、大豆、ココア、豆類、イチゴ、ナシ、エビ、カニの殻**

- クーラー病（夏バテ対策に自律神経の乱れ）予防食品：**枝豆**

枝豆の栄養素：タンパク質、ビタミンB1・B2、ナイアシン、葉酸、パントテン酸、ビオチン、大豆イソフラボン

- ビタミンB1：アルコールで消耗する炭水化物の代謝に必要なビタミンです（エネルギーに変える）。
- ビタミンB2：皮膚・粘膜を正常に保つ、エネルギー代謝、成長の促進、過酸化脂質の分解に必要なビタミンです。
- オルニチン：二日酔い軽減、疲労回復、肝機能の改善、新陳代謝、美肌効果があります。
- ナイアシン：胃粘膜の細胞再生、美肌効果、血行促進効果、アルコール分解効果があります。

▫葉酸：貧血の予防、冷え性・肩コリ・生理痛の予防、動脈硬化・脳梗塞の予防、粘膜の健康維持、疲労回復、ストレスの緩和、認知症の予防、不妊症の改善などの効果があります。
▫パントテン酸：脂質、糖質、タンパク質の代謝、善玉（ＨＤＬ）コレステロール増加、皮膚や粘膜の健康維持などの効果があります。
▫ビオチン：疲労物質である乳酸の代謝、アレルギーの症状を緩和、髪に艶とハリを与えるなどの効果があります。
▫大豆イソフラボン：女性ホルモンの受容体である体内のエストロゲン受容体に結合することによって作用します。なお、「受容体」とは、細胞に存在しホルモンなどの生理活性物質を認識して、その作用を伝えるタンパク質のことをいいます。イソフラボンは、女性ホルモンのエストロゲンに似た作用があり、この作用により、骨粗鬆症予防、乳がん予防、更年期障害の軽減効果があります。
（蒸し方：枝豆をフライパンに入れてコップ1杯の水で5分蒸します）

乳がん予防

乳がんの発症原因はまだはっきりと解明されているわけではありませんが、生活習慣と大きく関係していることが解ってきています。少しでも乳がんリスクを減らすためにできることを知り、がんにならない体づくりに役立てましょう。

大豆製品：大豆製品（豆腐、納豆など）に含まれるイソフラボンという成分は、女性ホルモンであるエストロゲンによく似た構造をしています。乳がんはエストロゲンの作用で活発に増殖するので、「大豆イソフラボンを多く摂ることで乳がん発症リスクが高くなるのではないか」という心配がよくいわれます。実際にはエストロゲンが多く含まれる豆腐や納豆、味噌汁などの食品を多く食べても、乳がんが増えるという研究結果はありません。近年ではイソフラボンが女性ホルモンとして作用することで、乳がん予防にとって効果があることが研究によって明らかになっています。

魚類やアマニ油、大豆油、シソ油：ＤＨＡ、ＥＰＡといったオメガ3系（n−3系）多価不飽和脂肪酸の摂取量が増えると、乳がんのリスクが低下することが、中国の浙江大学の研究で明らかになりました。

緑黄色野菜、ワイン：「ＳＯＤ」とは、Super Oxide Dismutaseの略で、私たちの体内で過剰となった活性酸素を取り除き無毒化してくれる酵素です。活性酸素とこのＳＯＤなどの抗酸化酵素とビタミン・ポリフェノールなどの抗酸化物質のバランスによって、私たちの健康が保たれています。ＳＯＤ産出能力は25歳から下降し始め、40歳を過ぎて急速に低下することがわかってきました。従って、体内でつくられるＳＯＤだけでは間に合わないというのが現状です。緑黄色野菜、ワインなどの抗酸化物質は、ＳＯＤを助け活性酸素を防いでくれます。

酸化はがんの活性化を促進します。抗酸化物質で酸化を抑制しましょう。

抗酸化物質を含む食品：

1　ポリフェノールを含む食品：
赤ワイン、緑茶、大豆、そば、カカオ、ブルーベリー

2　カロテノイドを含む食品：主に緑黄色野菜に含まれる。
ホウレンソウ、カボチャ、ブロッコリー、ニンジン、トマト、スイカ、オレンジ

3　βグルカンを含む食品：きのこ類に主に含まれる。
シイタケ、マイタケ、ナメコ、エリンギ、アガリクス

4　リコピンを含む食品：
トマト、イチゴ、海藻類

▫脂肪：**脂身の多い肉やチーズ、バター**などに多く含まれる**飽和脂肪酸**を食べ過ぎると、乳がんの発症が増えると考えられています。飽和脂肪酸は加工食品にも多く含まれています。これらの食品を食べ過ぎないように、注意した方がよいでしょう。

▫肥満は乳がんの危険性を高めます。肥満の目安として体格指数（ＢＭＩ）が使われることが多いです。ＢＭＩは「体重（kg）／身長（m）／身長（m）」という式で求められます。日本ではＢＭＩが25以上であると肥満と判定されます。閉経後の女性では、ＢＭＩが高いと乳がんの発症が増えることが多くの調査で確かめられています。

□今は産後すぐに仕事に復帰する女性も多くいます。授乳をしないことも乳がんリスクを高める原因になると考えられています。

乳がん予防食品：大豆製品、魚類、アマニ油、大豆油、シソ油、パセリ、セロリ、リンゴ、オレンジ、ナッツ、緑黄色野菜、ワイン、海藻類、きのこ類、ゴボウなど

7 花粉症予防食品

花粉症予防

症状の原因となる「ヒスタミン」と「アラキドン酸」を抑えることで花粉症の症状が和らぎます。

抗ヒスタミン作用：花粉症の症状として代表的な、くしゃみ・鼻水・目のかゆみを引き起こしている「ヒスタミン」の働きを抑えることで症状を和らげることができます。ビタミンC、ポリフェノール、マグネシウムにはヒスタミンを抑制する効果があります。

花粉症予防食品の成分

レンコン：レンコンの表面にある黒ずみ、黒い斑点は実はポリフェノールの一種のカテキンです。埼玉医科大学の研究によるとレンコンを9週間食べ続けたところ、アレルギー症状を起こす抗体の血中濃度が下がったというデータがあります。レンコンの皮には抗酸化作用のあるタンニンや、粘膜や胃を守るムチンが多く含まれています。タンニンは花粉症の原因であるIgE抗体ができるのを抑えます。また、レンコンには食物繊維が多く含まれるので免疫力に影響する腸状態を整えます。レンコン皮ごと約40g（1日輪切り3枚）を毎日食べた人の約8割に花粉症の改善がみられ、2週間で効果が現れました。タンニンは皮の周り2〜3㎜の所に集中しており、皮をむかずにまるごと料理して食べた方が効果的です。（レンコンのポタージュスープ＝レンコンのすり身＋牛乳＋塩＋コショウ）

「IgE抗体」：免疫グロブリンEというタンパク質で、これを作りやすい遺伝的素因をアレルギー体質といいます。花粉症、アトピー性皮膚炎、アレルギー性鼻炎、気管支喘息などの発病に深くかかわっています。

バナナ：2013年に筑波大学が発表した花粉症の研究データによると、バナナを8週間毎日食べ続けている人について花粉症の「くしゃみ」症状が緩和された、というデータがとれたそうです。

ワサビ：ワサビ成分が、花粉のアレルゲンタンパクを別物質に変えるため、花粉症の発症を抑える働きがあると言われています。

シソ：シソに含まれるαリノレン酸には抗アレルギー作用があることから、花粉症予防の効果が期待できます。また、シソに含まれるフラボノイドの一種のルテオリンには、IgE抗体の排出を促して花粉症の原因物質を抑える作用もあります。

フキ：フキにはポリフェノールの一つであるフキノール酸が含まれています。このフキノール酸には、細胞からヒスタミン、ロイコトリエンが出るのをブロックする働きがあります。

ヨーグルト：ヨーグルトには、花粉症の原因であるIgE抗体の活動を抑制する作用があることから、アレルギー症状にも有効とされています。

甜茶《てんちゃ》：花粉症が発症する前から飲み始めた方が効果的です。つまり、山で花粉が飛び始める2週間ぐらい前から予防策として飲み始めるのが効果的です。

キクラゲ：最近花粉症対策として話題になっているのが「ビタミンD」です。そのビタミンDを多く含むキノコと言えば、キクラゲです。ビタミンD「免疫調整ホルモン」は花粉アレルギーを根本から改善してくれます。

青魚：EPA・DHAとよばれる脂肪酸を多く含み、アラキドン酸の生成を抑えてくれます。サバ、ニシン、ブリ、アジ、イワシなどに多く含まれます。

ショウガ：ショウガに含まれるショウガオールとよばれる成分はヒスタミンを抑える効果があります。またアレルギーのもとになるIgE抗体の産生を抑え、花粉症の悪化を防ぎます。

タマネギ：タマネギに含まれるケルセチンには非常に高いヒスタミン抑制作用があります。ケルセチンは他にも、血流の改善や血管の保護など多くの効果を秘めている食品です。

そば：そばもケルセチンを含む食品です。中でも「ダッタンそば」は非常に多くのケルセチンを含有することから、お茶やお米などにも加工されて販売されています。

ダイコン：ダイコンにはヒスタミンの分解を促進するジアスターゼが含まれています。ジアスターゼは加熱に弱いため、ダイコンおろしなど生で食べられる方法がお勧めです。

ゴマ：ゴマに含まれるセサミンはアラキドン酸が作られないように働きます。アラキドン酸の摂り過ぎは、がん（肺がん、大腸がん、乳がん、前立腺がん、皮膚がんなどの欧米型がん）、動脈硬化、高血圧、慢性の炎症、アレルギー性湿疹、アトピー性皮膚炎などの症状を引き起こすとされています。このように、アラキドン酸の過剰摂取は体に好ましくない作用をもたらすので注意しましょう。食べる時はすりゴマにした方が吸収されやすくなり、量も摂れるようになります。

クルミ：アレルギーを抑えるオメガ3系の脂肪酸が多く含まれ、花粉症予防に効果的です。

鮭、イクラ、エビ：アスタキサンチンは花粉症予防、アレルギー症状の抑制などの効果が期待されます。

花粉症予防食品：レンコン、バナナ、ワサビ、シソ、フキ、ヨーグルト、甜茶《てんちゃ》、キクラゲ、青魚（サバ、ニシン・ブリ・アジ・イワシ）、ショウガ、タマネギ、そば、ダッタンそば、ダイコン、ゴマ、クルミ

「摂り過ぎに注意」

1　ヒスタミンを多く含む食品にも注意：**コーヒー、ココア、チョコレート**などは、ヒスタミンを多く含んでいます。花粉シーズンには摂り過ぎに注意しましょう。

2　アラキドン酸の過剰を避け、鼻づまりを解消する：鼻づまりの原因となっているのはロイコトリエンという物質で、アラキドン酸とよばれる脂肪酸からつくられます。アラキドン酸の過剰を避けることで症状の悪化を防いでくれるのです。アラキドン酸は主に肉類から作られるので、普段の食事で沢山食べる人は**肉**を魚で置き換えると相乗効果が期待できます。アラキドン酸は、多価不飽和脂肪酸のオメガ6系（n－6系）に分類され、特に脳が発達するまでの3歳までは重要で、大人になってからも必要な栄養素です。しかし、日ごろの食事から十分摂取できるので摂り過ぎに注意をしながら、脳の活性化に繋げていきましょう。

アラキドン酸を多く含む食品：牛・豚レバー、鶏卵、イクラ、タラコ、エビ、タコ、アワビ

花粉症改善：栄養療法（8割以上の人が改善）

血糖値の上がり下がりを防ぐ方法。白米や炭水化物（麺、パン類、甘い食べ物）を少なめにし、魚肉、葉っぱ系野菜を多く摂るようにしましょう。

ビタミンDにはアレルギーを予防し、免疫力を上げ様々な病気の予防効果があります。

ビタミンDを含む食品：煮干し、シシャモ、シラス干し、白子、アンコウ肝、キクラゲ、マイタケ（日光を浴びる）

8 風邪予防・免疫力UP食品

風邪予防・免疫力UP！

風邪予防・免疫力UPによい食べ物：**ニンニク、小松菜、キャベツ、ショウガ、タマネギ、トマト、ニンジン、大豆、ブロッコリー、カリフラワー、柑橘類、水だし緑茶**

白血球の活性化による免疫力UP、TFN－α産生（細胞で物質が合成・生成されること）。（TFN－αとは脂肪細胞から分泌されるアディポサイトカイン〈生理活性物質〉の一つで、筋肉、脂肪組織や肝臓での糖の働きを抑制する作用があります。肥満時には増加し、糖尿病や動脈硬化などのリスクを高めます）

野菜の免疫力UP・ランキング：

①レタス、②ハクサイ、③小松菜、④ブロッコリー、⑤アマニ、⑥ホウレンソウ

小松菜：免疫力を高めるビタミンE（0・9㎎／100g、キャベツの9倍）、カロテノイド（３１００㎎／１００g、キャベツの6倍以上）。小松菜は熱で栄養が失われるので、浅漬けやスムージーがお勧めです。

免疫細胞の数を増やす「イソチオシアネート」も小松菜に含まれる特別な栄養素です。

免疫細胞の数を増やす食品：小松菜、キャベツ、ハクサイ、カリフラワー、ダイコン、ブロッコリー

ビタミンC：活性酸素を除去し免疫力を高めます。

ビタミンC（1日５００㎎相当必要）、ビタミンCは水に溶けやすいので野菜の料理には注意が必要です。

ビタミンCを含む食品：ゴールド・キウイフルーツ、イチゴ、赤パプリカ、ブロッコリー

スーパー（水だし）緑茶：

お茶のカテキンには、抗酸化作用と脂肪燃焼効果があります。スーパー緑茶の健康パワーの秘訣は「エピガロカテキン」ＥＧＣという成分です。カテキンの種類の中で、ＥＧＣは特に粘膜免疫系の働きを促進します。呼吸器や消化器の粘膜が外界のウイルスの感染経路となりますが、緑茶を飲むことで粘膜の殺菌効果が高まり感染を抑えることができます。そして、もうひとつはエピガロカテキンガレート（ＥＧＣＧ）です。ＥＧＣＧは、緑茶のカテキンの約50％程度を占めており、ビタミンCの約90倍、ビタミンＥの約20倍もの抗酸化作用があると言われている効果の高い成分です。アンチエイジングや健康維持にはとても有効な成分です。
スーパー緑茶の入れ方は、氷水（４℃以下）１００mlに、10ｇの揉んで砕いた茶葉を入れ、５分待ちます。エスプレッソ風に入れるなら茶葉10ｇに氷水40mlで５分待ちます。80℃以下ではカフェインがほとんど抽出されません。

免疫力ＵＰ法：
１　昼食２時間後20分横になり腹式呼吸を行う。
２　入浴し体温を１℃上げる。

免疫力を高める物質：
「リポポリサッカライド」ＬＰＳ：
一人だけインフルエンザにかかってしまう人、なぜかしょっちゅう風邪気味の人。この原因は、実は免疫力にあると言われています。そして、この免疫力を高めてくれる物質とは、ＬＰＳと呼ばれる物ですが、ＬＰＳは人間の体内では作り出すことができない成分です。
ＬＰＳの効果：アトピー改善、風邪・インフルエンザ予防、花粉症抑制、糖尿病改善、骨粗鬆症改善、肌トラブル改善、がん予防、アルツハイマー病予防、高脂血症改善などです。
ＬＰＳを多く含む物質：**玄米、メカブ、レンコン、ヒラタケ、岩海苔、ワカメ、昆布**

LPS食品とヨーグルト（乳酸菌）を食べると相乗効果が高まります。さらに、LPS細胞の働きを高めるには、皮膚のマッサージと、十分な睡眠をとることです。免疫とは、体内に入った病原体と戦うための、体の機能のことですので、病原体と戦う力が強くなるというわけです。

参考：「**LPSの効果について、医師への質問を実施した結果**」
LPSの効果を主張する医師達は、LPSは体内で作ることができないため、LPSを含んでいる玄米などの食品を損ることを勧めていて、LPSが骨粗鬆症予防、糖尿病予防、がん予防につながると主張しています。また、LPSは「**生きていくのに不可欠なビタミン**」**14・2%**との主張も聞かれます。対して、現時点では、LPSを口から食べることによる病気の予防効果については、「**疑問視する見方**」**42・9%**が多数派と言える結果となりました。ただし、「**どちらとも言えない**」**42・9%**とした医師が半数を超えています。今後、新しい効果等が見つかる可能性も否定できない結果です。

インフルエンザ予防

A香港型インフルエンザ治療薬：タミフル、リレンザ

症状：筋肉の痛み、くしゃみ、熱
予防：部屋の湿度60％以上
効果のあるもの：**ビタミンC、乳酸菌**

NK（ナチュラルキラー）細胞：ウイルスなどの外敵から守ってくれる細胞です。
NK細胞を全身に送るポイント：
①横になる、②腹式呼吸をする、③温かいほうじ茶を飲む
NK細胞活性UP：NK細胞の活性化のため**R－1乳酸菌**を運動後に飲むとよい。

高熱対策：
体温が38・5℃を超えたら即座におへそを冷やす。お腹が弱い人は腋の下、首、そけい部を冷やすのが有効です。

咳止め：
ハチミツ：喉の感染症を引き起こす菌を殺す。
注意：1歳未満の幼児は、様々な菌に対する耐性や抵抗力がなく、消化器官も未発達、特に腸内細菌が発育途中の状態にあります。この状態で、幼児がハチミツを摂取する

と、ハチミツに含まれるボツリヌス菌の芽胞による、幼児ボツリヌス症を発症する可能性があります。**腸内環境が整う1歳を過ぎるまでは、ハチミツやハチミツ入りの飲料・お菓子などは与えないようにしましょう（厚生労働省食品安全情報）。**

9 目によい食品

視力回復、目の老化防止、疲れ目解消

鮭：赤い色素、アスタキサンチン、βカロテン（ホウレンソウの40倍）。ビタミンE（ブルーベリーの550倍）、アスタキサンチンはカロテノイドの一種。鮭（1位）、イクラ、エビ、カニなどの魚介類に豊富に含まれる赤色色素です。強力な抗酸化作用を持ち、活性酸素を抑制して悪玉コレステロールが血管に付着するのを抑制・除去してくれます。そのほか、眼精疲労予防（視力回復、目の老化防止、疲れ目解消）、免疫力強化、美肌効果、筋肉疲労軽減作用、動脈硬化・心筋梗塞・脳梗塞などの生活習慣病予防・改善などの効果もあります。アスタキサンチンは非常に強い抗酸化力を持ち、ビタミンEの約550～1000倍にも相当します。

ホウレンソウ：βカロテンは体内でビタミンAに変化するプロビタミンとも呼ばれています。ビタミンAは機能維持（視覚、聴覚、生殖など）、保護作用（皮膚、粘膜など）、成長促進などに関与する脂溶性のビタミンです。

トマト：リコピンは強い抗酸化力を持ち、老化防止、血糖値の低下、動脈硬化の予防に効果

的です。

赤ワイン：ポリフェノールは老化防止、抗酸化作用、白内障予防に効果的です。

ブルーベリー、ナス、紫タマネギ：アントシアニンは目の毛細血管強化に効果的です。

アサイー：ポリフェノールはブルーベリーの18倍、鉄はレバーの3倍含まれています。

ヨーグルト：ラクトフェリンはドライアイ・疲れ目の改善。結膜炎の予防に効果的です。

お茶：カテキンは疲れ目やドライアイに効果的です。

視力回復食品：**鮭、イクラ、エビ、カニ、ホウレンソウ、トマト、ブルーベリー、ナス、紫タマネギ、ヨーグルト、赤ワイン、お茶、アサイー**

老眼改善「アンチエイジング」

目のストレッチ（遠近スライドトレーニング。1日30セット）：

1　親指の爪をピントが合う一番近い距離で1秒見る。
2　腕を伸ばして親指の爪を1秒見る。
3　親指延長線上の対象物を1秒見る。

8点グルグルトレーニング（目の筋肉をほぐす）：
（上、右上、右、右下、下、左下、左、左上）左回り＋右回りで1セット
早い人で2週間、平均3カ月で老眼改善効果が得られます。

老眼になりやすい人：
1　遺伝
2　生活習慣（パソコンを使う）
3　焦げた食べ物を沢山食べた人はAGEが増加します（老化を促進する物質）。AGEが水晶体に溜まり硬くなるので、水晶体の動き（遠くを見る／近くを見る）が鈍くなります。
（緑内障：近視の人は緑内障になりやすい）

老眼の進行と白内障予防

加齢黄斑変性症（物が歪んで見える病気）の原因と改善食品：
1　日本人の加齢黄斑変性症の患者が増加している理由としては、生活習慣（特に食生活）の欧米化や、スマホやパソコン、テレビによる光の刺激を受ける機会が非常に多

くなったことも原因のひとつと考えられます。

2　紫外線などによる活性酸素や食生活・環境悪化による活性酸素の増加が原因とも考えられています。

3　加齢黄斑変性症は、タバコが関係していることや、病気、遺伝が原因と考えられています。

4　加齢黄斑変性症はカロテノイドの摂取量が少ないと発症しやすいという研究報告もあります。また、亜鉛の血中濃度の低下との関連も研究されています。

5　ルテインとゼアキサンチンを摂取すると、加齢黄斑変性症の発症リスクが低いという研究報告もあります（ルテインは目のレンズが硬くなることや、白く濁るのを防いでくれます）。

加齢黄斑変性症によいとされる栄養：

- ビタミンA：**レバー、ニンジン**
- ビタミンC：**赤ピーマン、キウイ、イチゴ**
- ビタミンE：**アーモンド、ヒマワリ油、タラコ**
- 亜鉛：**牡蠣、牛肉**
- カロテノイド：**カボチャ、モロヘイヤ、ニンジン**
- オメガ3：**エゴマ**

・ゼアキサンチン：**緑黄色野菜**に多く含まれているカロテノイドの一種です。

・野菜や果物・魚の皮に抗酸化成分が含まれているので、皮も一緒に食べることをお勧めします。

ルテインを含む食品（100g当たり）：**ホウレンソウ（10mg、ホウレンソウ2株で6mg）、パセリ（10mg）、ケール（10mg）、キャベツ（1mg）、カボチャ（1mg）ブロッコリー（1mg）、レタス（1mg）**

ホウレンソウを油で炒めて食べるとルテインの吸収率が上がります。

（ブルーベリーは眼精疲労に効果的です）

加齢黄斑変性症（物が歪んで見える病気）

加齢黄斑変性を防ぐ食品：

ビタミンC：**ピーマン、ブロッコリー、レンコン**

ビタミンE：**アーモンド、カボチャ、アボカド**

亜鉛：**牡蠣、豚レバー**

ルテイン：**ホウレンソウ、パセリ、ケール**

ルテインは眼球の網膜などに多く含まれ、黄色の色素は太陽光などを吸収する性質があり紫外線から網膜を守ってくれます。

AGEが体内に蓄積される仕組み

1　体内でつくられるAGE

AGEは、2通りの仕組みで体内に溜まっていきます。ひとつ目は、体内でつくられるAGEです。血中のブドウ糖が過剰になってあふれ出すと、人間の体の細胞や組織を作っているタンパク質に糖が結びつき、体温で熱せられ「糖化」が起きます。こうしてタンパク質と糖が加熱されてできた物質（AGE）ができるのです。体内のタンパク質が糖化しても、初期の段階で糖の濃度が下がれば元の正常なタンパク質に戻ることができます。しかし高濃度の糖にある程度の期間さらされると、毒性の強い物質に変わってしまい元には戻れなくなります。

2　食べ物から体内に入るAGE

もうひとつは外から取り込むAGEです。「タンパク質と糖が加熱されてできた物質」はいろいろな食べ物・飲み物の中にも含まれ、私たちは食事や間食として取り込んでいるのです。わかりやすい例として、ホットケーキを挙げてみましょう。小麦粉（糖）と卵や牛乳（タンパク質）をミックスして加熱すると、ホットケーキが焼けます。そして、ホットケーキ表面のこんがりキツネ色になっている部分こそが糖化した部分です。ここにＡＧＥが発生しているのです。こうした飲食物に含まれるＡＧＥの一部は消化の段階で分解されますが、約７％は排泄されずに体内に溜まってしまいます。

アーモンド、クルミ：アーモンド、クルミに含まれる成分がＡＧＥを体外に排出してくれます（老眼予防）。また、ビタミンＥには老化の原因とされている過酸化脂質が作られるのを防ぐ強い抗酸化作用があります（白内障改善）。ビタミンＣと一緒に摂ると効果的です。

アーモンド１日25粒（体重60kgの人）を食べるとＡＧＥを体外に排出してくれます。

老眼予防食品：**アーモンド、クルミ**

10 白髪・薄毛改善食品

白髪改善

白髪の原因は老化や遺伝、睡眠不足、栄養失調、ホルモンバランス、ストレスなどいろいろとありますが、何らかの理由でメラニン色素が充分に作られなくなるという点は共通しています。髪の色はメラニン色素の配合量によって決まっているため、色素が足りなくなれば白髪になってしまうのです。実は白髪というのは黒髪を生み出すサイクルが崩れた時に生まれてくるのです。主な直接的要因としてはメラニンの元となるチロシンの不足、メラノサイトの活動・機能不全によるメラニン色素の生成不足、黒くした髪を漂白してしまう過酸化水素の蓄積、黒髪を作る成長ホルモンの分泌不足などです。

□白髪が治る食べ物と成分

1　ヨード（ヨウ素）

髪の毛根、特に髪の色素を作ります。「メラノサイト」という細胞の働きを活発にさせて白髪になりにくくします。

平均必要量は成人では一日0・095m（95μg）です。

ヨードを含む食品（100g当たり）：
昆布2400mg、焼き海苔2100μg、ワカメ1900μg、タラ350μg、シシャモ74μg、サンマ21μg、海藻類（昆布、ヒジキ、ワカメ、海苔）、魚介類（イワシ、サバ、カツオ、ブリ）

2　チロシン

髪の毛の色素を作る材料とされ、前記のメラノサイトを工場に例えるなら材料・原料にあたる栄養素です。チロシンは一日当たり500～2000mg程度摂取するのが望ましいです。食べ物で言うと、チーズや豆腐を50～200g程度摂取すれば十分です。白髪改善には前記範囲内でできるだけ多く、できれば毎日2000mg程度摂ることが望ましいです。

チロシンを含む食品（100g当たり）：
カツオ節2600mg、高野豆腐2200mg、ナチュラルチーズ1400mg、プロセスチーズ1300mg、落花生1100mg、乳製品（脱脂粉乳、チーズ類）、果物（バナナ、アボカド、リンゴ）、魚介類（カツオ、マグロ、タラコ、ちりめんじゃこ、ヒラメ、ウルメイワシ）、大豆類（納豆、豆腐）、ナッツ類（アーモンド、落花生）

3　銅

銅を多く含んだ食べ物は、２で説明したチロシンをチロシナーゼという物質に合成するのには、欠かせない物質になりますので、前記二つと共に必ず取り入れてください。

成人男子推奨量：０・９mg
成人女子推奨量：０・８mg

銅を含む食品（１００g当たり）：
牛レバー５・３０mg、ピュアココア３・８０mg、ゴマ１・６８mg、ヒマワリの種２・３３mg、落花生１・５６mg、クルミ１・２１mg、アーモンド１・１１mg、豚レバー０・９９mg、味噌０・６６mg、納豆０・６１mg、タコ０・４３mg、シジミ０・４２mg

プラス　ビタミンＢ群：豚肉、鶏肉、卵黄、（豚、牛、鶏）レバー、納豆など（特にビタミン12と葉酸）

▫ビタミンＢ12：赤血球の生成を助け、貧血の予防や改善に役立ちます。

ビタミンＢ12を含む食品（１００g当たり）：**鶏レバー２３２・４μg、バターピーナッツ95・６μg、ヒマワリ80・１μg、豚レバー79・６μg、牛レバー76・１μg、卵黄65・０μg、アーモンド61・６μg、焼き海苔46・９μg、納豆18・２μg、干しヒジキ16・４μg、乾燥シ**

イタケ10・4㎍

□葉酸（ビタミンB9）：赤血球の形成やDNAの生成にも不可欠のビタミンです。

葉酸を含む食品（100g当たり）：小松菜（おひたし50g）55㎍、卵（1個50g）22㎍

薄毛改善

薄毛になる原因は大きく分けて四つあります。「遺伝」「男性ホルモンの影響」「食事・生活習慣」「精神的ストレス」これらの薄毛原因が複雑に絡みあった結果、髪が抜けたり細くなったりするのです。

□薄毛対策に効く食品と成分

納豆：髪の素となるタンパク質を多く含み、大豆に含まれるイソフラボンは薄毛の原因となる男性ホルモン「テストステロン」の分泌を抑制します。大豆には、皮膚の新陳代謝を促すビタミンB2も含まれるため、頭皮の環境改善にも役立ちます。また、納豆に含まれる「ナットウキナーゼ」という栄養素には、血液をサラサラにする効果があると言われています。

牡蠣：髪の主成分はタンパク質ですが、亜鉛が不足すると上手く生成されないようなこともあるようです。つまりタンパク質だけでなく亜鉛もしっかり摂取することが大切です。

レバー：頭皮の新陳代謝を高めるビタミンB群、細胞分裂を正常化することで頭皮の環境をよく保つ働きのあるビタミンAが多く含まれています。

高野豆腐：髪の主成分であるタンパク質が含まれる食べ物で、そのタンパク質が髪の毛になるのに必要な成分「亜鉛」も含まれています。ほかにも、薄毛の原因となる男性ホルモンの分泌を抑えるイソフラボン、毛細血管を拡張し栄養を運ぶ血液が行き渡るよう促すビタミンEが含まれています。また、イソフラボンは女性ホルモンの代わりをしてくれます。

焼き海苔：焼き海苔に含まれるビタミンCはコラーゲンの生成に必要で、丈夫な血管や頭皮の素となります。また抗ストレスホルモンである副腎皮質ホルモンの合成を促進しますので、ストレスからの抜け毛対策にも効果が期待できると言われています。ビタミンAやビタミンB2も含まれ、薄毛対策に適した食べ物と言えるでしょう

緑黄色野菜：頭皮の健康を保つビタミンA、頭皮の新陳代謝を促すビタミンB2などが多く含まれています。これらは油で炒めると吸収率が上がるので効果的に摂取することができます。ビタミンAで血行を良くして抜け毛を減らし、ビタミンB2で皮脂の分泌を抑制し頭皮の新陳代謝を高めてくれます。

ナッツ類：ナッツには髪の毛の主成分であるタンパク質が多く含まれています。また、ビタ

ミンEは、毛細血管を広げて血行を良くしてくれる効果が期待できます。

レモンやグァバなどの柑橘類：ビタミンCが多く含まれていて、髪にハリやツヤを与えるコラーゲンの生成を助けてくれます。コラーゲンが生成されることによって血管や頭皮が丈夫になり、髪が抜けにくい環境を作ります。また、抗ストレスホルモンの分泌を促します。

イワシ：髪を作るのに必要となるタンパク質、亜鉛や頭皮の新陳代謝を促してくれるビタミンB6がバランスよく含まれています。

乳製品：タンパク質を摂取できる食材の代表格です。ビタミンB群も多く含んでいます。

シナモン：ケイヒエキスは皮膚の毛細血管を活性化させ、薄毛対策・育毛に期待できます。

□栄養バランスのいい食事で体も髪も元気に！

「カラダにやさしい食事の考え」：まごわ（は）やさしい

豆（タンパク質、マグネシウム）髪の原料

ゴマ（セサミン、ビタミンE）

ワカメ（ミネラル、カルシウム）

野菜（食物繊維、ビタミンB2）

魚（DHA、EPA、タンパク質）

シイタケ・きのこ類（ビタミンD）

イモ（カリウム、亜鉛、マグネシウム、ビタミンC、ビタミンB1）

薄毛予防食品：大豆食品、ゴマ、ワカメ、野菜類、魚類、きのこ類、ジャガイモ、シナモン、牡蠣、高野豆腐、ナッツ類、柑橘類、レバー

抜け毛予防：黒豆、ジャガイモ・根菜類（ビタミンC）髪の毛を太くする。

黒髪効果：黒ゴマ（ポリフェノール）皮膚の乾燥や白髪を防ぐ。

11 精力増強食品

精力減退の原因

高血圧、高脂血症、糖尿病などの生活習慣病は動脈硬化を引き起こします。動脈硬化を患うと血管が狭くなり身体の隅々にまで血液が巡りにくくなります。陰茎にまで血液が運ばれなくなるとＥＤ（Erectile Dysfunction）「勃起不全」となるのです。内分泌機能、男性ホルモン「テストステロン」の分泌が低下すると勃起力も弱まります。テストステロンは、筋肉増強・骨格など男らしい体格の形成に関わるホルモンです。また、闘争心、意欲、性欲、勃起力、精子の産生などの性機能を維持する働きを持っています。しかし、加齢やストレス、飲酒・喫煙・不規則な食生活などの生活習慣によって分泌が低下してしまいます。

精力増強によい栄養素

1　亜鉛

精力を高めるためによい食べ物。

成人男子推奨量：10・0㎎、成人女子推奨量：8・0㎎

亜鉛を含む食品（100g当たり）：**牡蠣13・2㎎、煮干し7・0㎎、ピュアココア7・0㎎、豚レバー6・9㎎、ゴマ5・9㎎、スルメ5・4㎎、高野豆腐5・2㎎、牛肉4・6㎎、卵（卵黄）4・2㎎、牛レバー3・8㎎、鶏レバー3・3㎎、プロセスチーズ3・2㎎、アサイージュース**

2　アルギニン

男性機能向上のためには、押さえておきたい食材。

概ね大人で1日当たり2～9g程度の摂取量で効果が期待できるとされています。目安として体重1kg当たりアルギニン50㎎（体重60kgで1日3gの摂取量）で計算するとよいかと思います。

アルギニンを含む食品（100g当たり）：**豚ゼラチン7900㎎、カツオ4300㎎、高野豆腐4100㎎、落花生3200㎎、ゴマ2700㎎、大豆2700㎎、クルミ2200㎎、アーモンド2100㎎、車エビ2000㎎、芝エビ1700㎎、油揚げ1600㎎、鶏むね肉皮なし1500㎎、シャコ1400㎎、クロマグロ1400㎎、豚ロース1400㎎、牛ひき肉1300㎎、アジ1200㎎、ニンニク1000㎎、納豆940㎎、豆腐560㎎、ゴボウ320㎎、ブロッコリー250㎎、ホウレンソウ**

190mg、ダイコン120mg、レンコン120mg、アボカド100mg、キャベツ68mg、ミカン50mg、バナナ44mg

3　ビタミンB群

ビタミンB群には、8種類のビタミン（ビタミンB1、B2、B6、B12、ナイアシン、パントテン酸、葉酸、ビオチン）があります。B群のビタミンはお互いに協力関係を持ちながら、様々な物質代謝に関わっています。摂取されたビタミンB群は、小腸から吸収されて体内を巡り、体内すべての細胞にエネルギーを供給するために働きます。

a　ビタミンB1

糖質をエネルギーに変える働きがあります。また、アルコールの代謝や脳・神経の機能を維持する効果があります。

成人男子推奨量：1・4mg、成人女子推奨量：1・1mg

ビタミンB1を含む食品：胚芽米（1膳110g）0・09mg、焼き豚（20g）0・17mg

b　ビタミンB2

脂肪を燃焼させてエネルギーに変えてくれる働きが強いです。過酸化脂質の分解、皮膚や粘膜の代謝、脳と肝臓の働きに関与します。
成人男子推奨量：1・6mg、成人女子推奨量：1・2mg

ビタミンB2を含む食品：ウナギ蒲焼き（100g）0・74mg、卵（1個50g）0・22mg、納豆（1パック）0・28mg

c　ナイアシン（B3）

ナイアシンは、糖質、脂質、タンパク質から、細胞でエネルギーを産生する際に働く酵素を補助する働きをします。これは皮膚や粘膜の健康維持を助ける働きもすることになります。ナイアシン不足が進むと食欲がなくなり、消化不良、皮膚の発疹がおこります。さらに不足すると、うろこ状に荒れる皮膚炎や、痴呆（認知症）、下痢などを起こすペラグラという欠乏症になります。また、自律神経症状を防ぎます。過剰摂取は糖尿病や肝機能障害などを誘発するのでいろいろなものを食べて程よく摂りましょう。

成人男子推奨量：17mg、成人女子推奨量：13mg

ナイアシンを含む食品：マグロ刺身（50g）7・1mg、牛乳（1本210g）0・2mg、インスタントコーヒー（1杯2g）0・9mg

d　パントテン酸（B5）

タンパク質、脂質、糖質からエネルギーを作り出すために必要不可欠な栄養素です。神経、副腎皮質の機能を正常に保ち、皮膚や毛根に栄養を与えます。

成人男子推奨量：6mg、成人女子推奨量：5mg

パントテン酸を含む食品：**牛乳（1本210g）0・16mg、卵（1個50g）0・73mg**

e　ビタミンB6

体内タンパクの合成や造血に関与し、脳の働きにも関与します。神経伝達物質の生成や、抗アレルギー作用に関与します。脂質の抗酸化にも働きます。

成人男子推奨量：1・4mg、成人女子推奨量：1・2mg

ビタミンB6を含む食品：**マグロ刺身（50g）0・43mg、バナナ（1本100g）0・38mg**

f　ビオチン（B7）

皮膚の健康維持、筋肉痛の緩和、白髪・薄毛予防効果があります。

成人男子目安量：50μg、成人女子目安量：50μg

ビオチンを含む食品（100g当たり）：

鶏レバー232・4μg、バターピーナッツ95・6μg、ヒマワリ80・1μg、豚レバー79・

6μg、牛レバー76・1μg、卵黄65・0μg、アーモンド61・6μg、焼き海苔46・9μg、真ガレイ23・9μg、脱脂粉乳18・7μg、納豆18・2μg、シシャモ17・9μg、干しヒジキ16・4μg、乾燥シイタケ10・4μg

g　葉酸（B9）

赤血球や細胞の新生に必須、胎児の正常な発育に不可欠です。妊娠・母乳中は特に必要です。普通の食事で不足する事はないといわれていますが、妊娠・授乳中の女性は別で、意識的に多めに摂る必要があります。お酒をたくさん飲む人、アスピリンや避妊薬のピルを飲んでいる人は欠乏しやすくなります。欠乏すると、口腔の炎症、肌荒れ、疲労感などの症状が現れます。

成人男子推奨量：２４０μg、成人女子推奨量：２４０μg

葉酸を含む食品：小松菜（おひたし50g）55μg、卵（1個50g）22μg、枝豆、モロヘイヤ、ブロッコリー、イチゴ、納豆、アスパラガス、芽キャベツ、ホウレンソウ

h　ビタミンB12

葉酸と共に悪性貧血を防ぎます。神経細胞内の核質やタンパク質を合成、修復します。不足すると巨赤芽球性貧血（悪性貧血）になりますが、かなりの偏食をしないと、ビタミンB12の不足にはなりません（貧血の90％は鉄欠乏性です）。

植物性食品にはほとんど含まれず、菜食主義者は欠乏することがあります。胃から分泌されるタンパク質がないとビタミンB12は吸収されず、胃を切除した人は欠乏症が起こります。

成人男子推奨量：2・4μg、成人女子推奨量：2・4μg

ビタミンB12を含む食品（100g当たり）：**牛乳（1本210g）0・6μg、焼き鳥レバー（1串30g）13・3μg、シジミ62・4mg、焼き海苔57・6mg、牛レバー52・7mg、鶏肉44・4mg、煮干し41・3mg、豚レバー25・2mg、サバ水煮12・0mg**

その他の精力増進食品

豆乳には「ピニトール」と呼ばれる成分が入っており、不妊の原因の一つである「PCO（多嚢胞性卵巣症候群）」と「ED（勃起不全）」の方に効果があるとも言われています。

12 骨粗鬆症予防食品

骨粗鬆症予防

閉経後の女性は、女性ホルモンの減少が原因で骨粗鬆症になりやすいです。50歳以上の女性の三人に一人の割合で骨粗鬆症です。加齢によって骨密度が低下するのは、女性ホルモンの分泌量が減ることで腸管でのカルシウムの吸収が悪くなるからです。また、カルシウムの吸収を助けるビタミンDを作る働きが弱くなるなどの理由が挙げられます。若い頃よりも食事量や運動量が減るといった生活習慣の変化も関係します。食事や運動に気を配ることで骨密度の減少を抑えることができます。

高齢者で腰が曲がるのを予防：高齢になると、とくに女性では骨粗鬆症になる人が多いです。骨粗鬆症では、外傷がなくとも脊椎の圧迫骨折を起こします。椎体の前方部分が潰れることが多く、楔状変形をきたします。骨粗鬆症は更年期を迎えた閉経後の女性に多く見られます。女性ホルモンの分泌が減少することで骨の吸収と形成のバランスが保たれなくなるためです。椎間板の中にある髄核の水分量の減少と腰椎からのカルシウムの抽出で、椎間板と腰椎の厚さが薄くなることも原因のひとつです。

骨密度を低下させない食事療法：カルシウム、ビタミンD、ビタミンKなど、骨の形成に役立つ栄養素を積極的に摂りましょう。カルシウムとビタミンDを同時に摂ることで、腸管でのカルシウム吸収率がよくなります。また、高齢になると、食の好みが変わったり、小食になったりしてタンパク質の摂取量が不足する傾向があります。「タンパク質」の摂取量が少ないと骨密度低下を助長しますので、意識して摂取しましょう。栄養やカロリーのバランスがよい食事を規則的に摂るのが、食事療法の基本です。一日650㎎のカルシウムを摂るように推奨されています。

ゴマ：ゴマにはカルシウム（牛乳の11倍）、マグネシウム（納豆の4倍）、亜鉛（肉類の1・3倍）、ビタミンD、ビタミンK、タンパク質が含まれています。

（1日に必要なゴマの量：すりゴマ大さじ1杯少々）

カルシウム含有量（100g当たり）：**牛乳（110㎎）、煎りゴマ（1200㎎）、煮干し、乳製品**

マグネシウムが不足すると、カルシウムの働きに影響を及ぼし骨によくありません。マグネシウムは大量に摂取するのではなく、カルシウム2に対してマグネシウム1くらいの量が望ましいと言われています。

マグネシウム含有量（100g当たり）：**納豆（100㎎）、煎りゴマ（360㎎）**

亜鉛がカルシウムの吸収を助けて骨を丈夫にしているとみられています。

亜鉛含有量（100g当たり）：**肉類（和牛・肩ロース）（4・6㎎）、煎りゴマ（5・9㎎）、牡蠣**

ビタミンDを含む食品：**シロキクラゲ（乾）、キクラゲ（乾）、干しシイタケ**

ビタミンKは、カルシウムが骨に沈着するのに必要なタンパク質を活性化する効果があるので、丈夫で健康な骨作りには欠かせない栄養素です。

ビタミンKを含む食品：**納豆、モロヘイヤ、アシタバ、ホウレンソウ、抹茶、春菊、小松菜**

紅茶：骨粗鬆症予防・改善。

骨粗鬆症の予防・改善をしていくためにはカルシウムの摂取が必ず必要になってきます。しかし、中にはカルシウムだけ摂取していても結果が出てこない人が多くいます。これは破骨細胞の力が強く、カルシウムを摂取しても骨の再生が追い付かないためと考えられています。したがって、カルシウムの摂取による（骨の再生）だけではなく、骨の破壊を抑制することに着目するようになりました。そして骨の破壊を抑制するために有効なのが紅茶です。紅茶に含まれる（テアフラビン）という成分が骨の破壊を抑制する働きがあります。

破骨細胞を抑えるテアフラビン（紅茶の赤色成分）の多い順：
①アッサム、②キームン、③ダージリン、④セイロン、⑤ウバ

骨粗鬆症予防（カルシウム）食品：ゴマ、牛乳、納豆、肉類、紅茶、煮干し、ヒジキ、切り干しダイコン、乳製品（チーズ）、ホウレンソウ、小松菜

カルシウムをクエン酸と一緒に摂取すると吸収が良くなります。

クエン酸を含む食品（100g当たり）：**リンゴ（20㎎）、ミカン（1000㎎）、レモン（6000㎎）**

一日30～60分程度の日光浴で必要量のビタミンDを生成するように心がけましょう。
また、骨折予防に有効な運動には、ウォーキング、ジョギング、エアロビクスなどがありますが、ご自身の体の状態にあわせて無理なく続けることが大切です。

骨折予防

骨の構造：コラーゲンが土台となり、その周りをカルシウムが埋めています。

骨折予防食品：

枝豆：枝豆には骨の土台を作る成分コラーゲンが含まれています。

▫枝豆の蒸し焼き：洗った枝豆の水分を切らずにフライパンに入れ、蓋をして7分間加熱します。蒸した枝豆には好みによって少量の塩を振り掛けます（枝豆の成分は水に溶けやすいです）。

コラーゲン含有量（100g当たり、多い順）：フカヒレ9920mg、ウナギの蒲焼き5530mg、牛スジ4980mg、鶏軟骨（胸）4000mg、ハモ3560mg、豚白モツ3080mg、鮭2410mg、鶏砂肝2320mg、サンマ2230mg、鶏手羽元1990mg、シラス干し1920mg、サンマ、豚レバー、なまり節（カツオ）、ブリ、ソーセージ、鶏モモ肉、鶏手羽先、鶏骨付き、豚スペアリブ、イカ、サワラ、塩サバ、豚細切れ肉、エビ、ハム、アサリ、真イワシ、真アジ開き、カマス干物、生牡蠣、鶏レバー、牛肩肉（魚は皮の部分に多くコラーゲンが含まれています）

▫煮こごりのできる魚（魚のコラーゲン）：カレイ、ブリ、カワハギ、真鯛、ヒラメ、マゴチ、メバル、カサゴ、ハタ、クエ、ウツボ、エイ

▫煮こごりのできない魚：アジ、イワシ、サバ、カツオ

13 お酒は百薬の長！

アルコールの適量

男性の適量：1日約20g
女性の適量：1日約20g未満
一日日本酒1合（純アルコール20％）、ビール500ml、ワイン（ワイングラス）2杯
適量のアルコールを飲む人は善玉（HDL）コレステロールが高くなり、動脈硬化の予防効果が高まります。

アルコールの害

死亡リスク：
飲まない人の死亡リスクを1・0とした場合、酒1合（0・8）、酒2合（0・9）、酒3合（0・95）、酒3合以上（1・3）というデータがあります。酒1合の人の死亡リスクは飲まない人より低く、3合以上飲む人の死亡リスクは高くなっています。

アルコールは肝臓で分解酵素①によって分解されてアセトアルデヒドが発生します。そのアセトアルデヒドは分解酵素②によって無害な物質（水、二酸化炭素）に分解され、体の外に排出されます。この二つの分解酵素の能力は人の遺伝子によって決められています。

実際、アルコールの分解酵素能力の高い人は、逆に飲み過ぎて体を悪くする人が多いそうです。飲んだ時、顔が赤くなる人は、アセトアルデヒドの分解能力の弱い人です。すなわち、遺伝子的にお酒に弱い人です。分解能力の弱い人は食道がん、口腔咽頭《こうくういんとう》がんになる確率が、強い人と比べて約7倍高いそうです。また、度数の高いアルコールを飲んでいる人も食道がんになる可能性が高いそうです。自身のアルコール分解酵素能力を超えて飲み続けると脂肪肝になります。さらに、肝臓がんへと変化する可能性が高くなります。女性の場合は男性と比べると肝臓も弱く、乳がんになる可能性が高まります。男性の3分の2までが女性の適量になります。

過酸化水素：

アセトアルデヒドができると活性酸素が発生します。その活性酸素は過酸化水素を作ります。過酸化水素は肌のコラーゲン繊維を攻撃しシワができます。つまり、飲酒が一定量を超えると若さを失い老化を促進します。

ＡＧＥ：
アセトアルデヒドからできるＡＧＥは肌のシミ・シワや認知症などを引き起こします。また、ＡＧＥが血管に蓄積すると心筋梗塞や脳梗塞、骨に蓄積すると骨粗鬆症、目に蓄積すると白内障の一因となります。
「ＡＧＥ」とは終末糖化産物、すなわち「タンパク質と糖が加熱されてできた物質」のこと。強い毒性を持ち、老化を進める原因物質とされています。

脳のブラックアウト：
お酒で記憶を無くす人、人格の変わる人は危険です。脳が委縮し記憶力が下がり、理性が働かなくなるからです。これはアルコールの血中濃度が高い時に起こります。

ＣＹＰ２Ｅ１酵素：
飲んでいるうちにだんだんお酒に強くなる人はＣＹＰ２Ｅ１酵素が増えるからです。ＣＹＰ２Ｅ１酵素が増えると活性酸素（老化の原因）も増えてきます。

肝臓によいお酒のおつまみ

良質のタンパク質や肝機能を強化する成分（タウリン、セサミノール、ビタミンEなど）の入った食材などがお酒のおつまみにはよいでしょう。また、空きっ腹で飲み始めず少量でもおつまみを食べてからお酒を飲み始めることも肝臓のために大切なことです。

アーモンドなどのナッツ類：ビタミンEが豊富に含まれています。ビタミンEは、肝臓を傷つける過酸化脂質を分解する作用があるため肝機能の低下を防ぎます。

枝豆、豆腐料理（大豆製品）：良質な植物性タンパク質が豊富で、肝細胞を修復、再生するのに役立ちます。これらはアルコールの代謝に必要な成分です。また枝豆にはビタミンCとAが豊富に含まれていて肝臓の働きを助けます。動物性タンパク質より植物性のタンパク質の方が肝臓にかかる負担は少ないといわれています。

チーズ、卵料理：お酒を飲むときには脂っこいものがどうしても食べたくなってしまいますが、脂質は肝臓にはよくありません。そんなときには、チーズや卵などの良質な動物性タンパク質を摂りましょう。

イカやタコの刺身：イカやタコは肝機能を向上させる「タウリン」を豊富に含む食材です。牡蠣やホタテ、マグロなどの魚介類にもタウリンが多く含まれています。

マグロの山かけ：マグロは「タウリン」を含み、ヤマイモのネバネバは「ムチン」を含むため肝臓を保護する役割を果たします。

野菜・海藻：肝臓の働きを助けてくれる成分として「ビタミン」があります。ビタミンは野菜、海藻に多く含まれているので、タマネギ、ニンジン、キャベツ、ホウレンソウなどを含む料理は積極的に摂りたいおつまみです。野菜と海藻のサラダもお勧めです。

エリンギ：不溶性食物繊維がアルコールの吸収を穏やかにし、体脂肪の合成を抑制してくれます。

トマトジュース：リコピン、βカロテン、ビタミンC、食物繊維が含まれています。リコピンは活性酸素を除去してくれます。また、アルコールの吸収を穏やかにしてくれます。

ヤマイモやオクラなどのネバネバ類：ネバネバのもとであるムチンが、肝臓を保護します。

豚や鶏のレバー：ビタミンB群やビタミンA、葉酸、ナイアシン、パントテン酸、ビオチン、ビタミンC、ビタミンE、ナトリウム、カリウム、マグネシウム、カルシウム、マンガン、リン、鉄、亜鉛、銅などが豊富に含まれています。

ゴマ：セサミノールはセサミンと同じように抗酸化成分「Wゴマリグナン」の一種で、酸化防止の他に、活性酸素を除去し体内の悪玉（ＬＤＬ）コレステロールを下げる効果があります。料理に振り掛けて食べましょう。

二日酔いにはアラニンが効果的です。

アラニンが多く含まれている食材：シジミ、アサリ、カニ、海苔、牛や豚のレバー、鶏肉は二日酔いに効果的です。

「水」：最後に、お酒のお供にしたいのはやっぱり「水」です。お酒を飲む前、飲んでいるとき、飲んだ後のいつでも水を飲むことは肝臓の働きを助け、二日酔いの防止になります。

肝臓のためにはなるべく控えたいおつまみ

肝臓のために控えたい食べ物はから揚げなどの「揚げ物」で、油を多く使っているおつまみです。脂質自体は、体のエネルギー源であり、ビタミンを吸収するのを助ける働きをしますが、食べ過ぎると脂肪肝のおそれが出てきます。肉料理なら脂身を除いた赤身にしてください。

14 健康食品・情報

A 健康食品

(1) 肌のシミ・シワ予防

コーヒー：コーヒーにはシミを防ぐ物質が豊富に含まれています。女性を対象にコーヒーの飲用量と肌状態の解析を行ったお茶の水女子大学大学院では、コーヒーを1日2杯以上飲む人は紫外線によるシミが少ないことを確認しました。効果のもとはコーヒーに豊富に含まれるポリフェノールの「クロロゲン酸類」で、このクロロゲン酸類は脂肪の燃焼を促すだけではなく、シミの原因となるメラニンの生成や肌細胞への取り込みも抑制する効果があります。

トマト：ミニトマトのリコピンは、シミの原因であるメラニン色素を減らします。また、ミニトマトはビタミンC、マグネシウムも含まれているので皮膚の代謝を上げます（日焼けによるシミ、シワ予防効果）。

トマトの成分含有量（100g当たり）：

リコピン：ミニトマト（22㎎）、トマト（10㎎）

ビタミンC：ミニトマト（32㎎）、トマト（15㎎）
マグネシウム：ミニトマト（13㎎）、トマト（9㎎）
赤パプリカ：赤パプリカは抗酸化力の高い成分「カプサンチン」（赤い色素成分）とビタミンCを含んでいます（紫外線対策）。

その他の抗酸化物質：トマト「リコピン」、ナス「ナスニン」、カレー「クルクミン」

シナモン：毛細血管の老化が原因でシミ、シワができます。シナモンの成分「ケイヒエキス」が毛細血管を修復し、シミ・シワを改善してくれます（シナモン小さじ一杯）。肝臓に持病のある人、妊婦は注意が必要です。

大豆製品：大豆イソフラボンは、女性ホルモンのエストロゲンと似たような働きをするといわれています。その為、女性ホルモンが減少することによって引き起こされる更年期障害に効果があります。大豆イソフラボンで、減少した女性ホルモンを補うことによって、抗酸化作用も大豆イソフラボンが補ってくれて、老化現象の原因となる活性酸素を取り除いてくれます。

ビタミンなどの効能：
▫ビタミンC：美白効果、肌のツヤ効果（ゴールド・キウイフルーツ、赤パプリカ、イチ

ゴ）

▫ビタミンE：シミ、そばかす予防（アボカド、アーモンド、ヒマワリの種）

▫ビタミンA：ニキビ、肌荒れを防ぎます（豚肉、鶏・豚・牛のレバー、ウナギ、海苔、アユ、アンコウ、煮干し）

▫アスタキサンチン：高い抗酸化作用を持つため、シミ、シワ対策など美肌効果を期待されています。また、老化防止、花粉症予防、アレルギー症状の抑制、内臓脂肪減少などの効果が期待されます（サーモン、イクラ、エビ）。

シミ、シワ予防食品：ゴールド・キウイフルーツ、イチゴ、アボカド、アーモンド、ヒマワリの種、トマト、ナス、赤パプリカ、大豆製品、サーモン、イクラ、エビ、鶏・豚・牛のレバー、シナモン、コーヒー、ウナギ、海苔、アユ、アンコウ、煮干し

⑵ 糖質制限ダイエット（ケトン体）

日本人の平均摂取カロリー：タンパク質15％、脂質25％、糖質60％

糖質制限ダイエット：糖質摂取をマイナス40％にし、その分をタンパク質、脂質に割り当てる。

タンパク質はバランス良く、肉・魚・大豆などから、食物繊維は野菜などから摂るとよいでしょう。エネルギーや糖質が不足してくると（断食等）第3のエネルギーとして、体の中の脂質から作られるケトン体を使うようになります、ブドウ糖（エネルギー源）は食後8時間程で消費されてしまいます。体内のエネルギーが無くなると中性脂肪が肝臓に集まり分解されます。その時、発生するのがケトン体です。ケトン体はエネルギー源となるだけでなく、ミトコンドリアの働きを活性化し太りにくい体にしてくれます（断食後のリバウンドに注意）。

「ミトコンドリア」：ミトコンドリアとは、私たちの細胞の中にある小器官のひとつで、細胞全体の10〜20％を占めています。細胞によっては、１００〜３００個のミトコンドリアが含まれており、さまざまな役割を果たしています。その中でも最も重要な役割が、エネルギーを作り出す働きです。ミトコンドリアでは、食事から摂取した栄養と、呼吸から得られた酸素を使って、ＡＴＰ（アデノシン三リン酸）というエネルギーを放出する物質を作り出します。ジョギングを始めると、同じ距離を走っても、最初のうちはとてもきつかったのに、走るのに慣れてくると、それほどきつく感じなくなります。これは、運動によってミトコンドリアが増え、呼吸で取り込む酸素量は一緒でも、効率的に酸素を使えるようになったためです。ＡＴＰという成分は、筋肉の収縮活動・伸展活動においてエネルギーを供給する成分です。

「ケトン体ダイエットを行う際の注意点」：ケトン体ダイエットは効果の高いダイエット法だと言われています。しかし、その一方で、思わぬ副作用が出る場合もあります。炭水化物の摂取量をかなり減らすため、頭がぼーっとしたり、頭痛や下痢などを起こしたり、集中力が無くなってイライラしてしまうなどといった症状が出ることがあるようです。ケトン体は肝臓で作られますが、実はケトン体を作ると同時に酢酸も作ります。酢酸はかなり強い酸性の物質で、酢酸が作られると血液が酸性になる人がいます。酸性になると腹痛を感じるだけでなく吐き気、嘔吐、悪化すると昏睡状態になってしまう場合もあります。

「果糖」：①とても甘い、②血糖値が上がらない、③内臓脂肪がつきやすい（注意）、④老化を早める（注意）（果糖はブドウ糖の10倍老化物質を作り出す）。

清涼飲料水に含まれる「果糖の量」：ブドウ糖果糖液糖50％未満

果糖ブドウ糖液糖：50～90％未満、高果糖液糖90％以上

⑶　夏太り対策・肥満予防

夏太り対策：

明日葉《あしたば》：明日葉は根や茎を切るとネバネバとした黄色い汁がしみ出てきます。これが明日葉特有の成分「カルコン」です。カルコンには体脂肪の蓄積を少なくし、内臓脂肪の減少効果とコレステロールを抑える働きも期待されます。また、カルコンは抗酸化ポリフェノールの一種で、活性酸素を減少させ体内にある余分な老廃物や水分を体外に排出してくれます（アンチエイジング効果あり）。明日葉にはカルコン、食物繊維、タンパク質、βカロ

テン、ビタミンE、ビタミンK、ビタミンB2、カリウム、ナトリウムなどの栄養素が多く含まれています。ビタミンK（骨粗鬆症対策）、カリウム（むくみ症対策）、ビタミンB2（脂質の代謝を上げる）、食物繊維（メタボ対策）などの効果があります。

肥満対策（中性脂肪を減らす食品）：

ヒジキ：タンニンは中性脂肪を減らし体に付きにくくします。フコキサンチン（ヒジキ、ワカメ、昆布）は脂肪燃焼を促進する働きがあります。

アオサ：食物繊維がゴボウの7倍含まれています。食物繊維は腸の働きを活性化し便通を整え、腸内のコレステロールを排出してくれます。

⑷ 冷え性に効果抜群

蒸しショウガ：腸冷え改善でむくみ解消。腸冷え（腸は身体の中で特にリンパ管が多く集まっています）が悪化すると、むくみだけではなく、免疫力の低下、疲れやすくなる、栄養バランスの悪化など、様々なトラブルが起きてしまいます。生のショウガに多く含まれている「ジンゲロール」という成分が、蒸すことでお腹の中から温めてくれる「ショウガオール」という成分に変化します。蒸しショウガは、生のショウガよりもショウガオールを約400倍も多く含んでいます。

蒸しショウガの作り方：
1　生ショウガを皮ごと1～2㎜の薄切りにする。
2　100℃のオーブンに約1時間入れる（蒸してから乾燥させた状態と同じ）。
3　粉末にしていろいろな物にかけて食べる。

スイカの皮：スイカの皮の白い部分に「シトルリン」が多く含まれています（冷え症改善）。シトルリンは血管拡張作用があり、運動パフォーマンスを向上させたり、血流をよくしたりする効果があります。その他にも疲労の軽減によい抗酸化作用があります。女性は男性に比べて筋肉量が少ないため、血量が減り冷え症になりやすいです。

スイカと豚肉のポン酢炒め（材料一人前）：
スイカ皮（短冊切り）　200g
豚バラ肉　100g
ゴマ油　小さじ2
ポン酢　大さじ2
青ジソ　5枚
スイカ皮と豚肉を炒め、ポン酢で味付けし、ゴマ油、青ジソの千切りを加える。

エゴマ油（αリノレン酸）は、冷え性改善効果があります（生で摂るとよい）。

(5) 疲労回復によい食べ物

「イミダペプチド」：イミダペプチドは渡り鳥や大型回遊魚の筋肉など、エネルギーを激しく消耗する部分に含まれている成分です。いまTV、雑誌、メディア等で大注目のイミダペプチドは疲労回復効果が非常に高い成分です。

イミダペプチドを多く含む食品（100g当たり）：

カジキ（2000mg）、鶏の胸肉（400mg）、マグロ、カツオ

▫ビタミンB1：疲労回復によい成分で豚肉に多く含まれています。豚肉のビタミンB1は牛肉の10倍で、エネルギー源である炭水化物をしっかりとエネルギーに変えてくれます。豚肉だけを食べるのは逆効果です、かえって疲労物質が増えてしまうケースもあります。ビタミンB1（豚肉）とクエン酸を一緒に摂ることで疲労回復の相乗効果が高まります。

トマト：ビタミンA、C、E、そして抗酸化作用の高い「リコピン」の多いトマトは、疲労回復に効果的な食べ物です。クエン酸も多く含むので、疲れのもとである乳酸を抑えて、食欲も増進させてくれます。リコピンは、活性酸素（体の疲れや精神的なストレスが原因で発生し体を攻撃します）をしっかりと除去してくれるので、疲労回復だけでなく、病気の予防、老化防止、美容、若々しさなどにもとても効果的です。「トマトが赤くなれば医者が青くなる」といわれるほど健康効果の高い食べ物です。

ビタミンB1を含む食品：**豚肉、大豆、インゲン豆、鶏肉、カツオ節**

クエン酸を含む食品：**柑橘類（レモン・ミカン・グレープフルーツなど）、パイナップル、キウイフルーツ、トマト、梅、酢**

⑹ 肩こり解消

ビタミンB1は、糖質がエネルギーに変わるときに必要な「補酵素」の役目をし、筋肉と末梢神経にエネルギーを作り出します。

ビタミンB1の欠乏症：不足すると糖質のエネルギー代謝が滞り、疲労物質である乳酸が溜まって疲れやすくなります。代表的な欠乏症は脚気《かっけ》。初期症状は、食欲不振、肩こり、手足のしびれ、むくみ等です。アルコール多飲者ではウェルニッケ脳症（眼球運動障害、歩行〈運動〉失調、意識障害）を起こします。

食品のビタミンB1の含有量（100g当たり）：

大豆（乾）0・83mg、青海苔（乾）0・89mg、昆布（乾）0・80mg、豚ヒレ肉0・98mg、

タラコ（生）0・71mg、生ハム（促成）0・92mg、豚ロース肉0・69mg、豚モモ肉0・90mg、豚肩ロース肉0・63mg、牛肉（ハツ）0・42mg、海苔（乾）0・89mg、ウナギの蒲焼き0・75mg

(7) 老化防止（AGE）

「βカロテン」：抗酸化作用があり、発がん物質生成を抑制し、免疫力を強化してくれます。脂溶性で油に溶けやすいため、油と一緒に摂ると効果的です（ニンジン、カボチャ、シソ）。

「αカロテン」：βカロテンより強い抗酸化作用があるとされています（脂溶性、ニンジン、カボチャ）。

「リコピン」：βカロテンより強い抗酸化力を持つといわれています。紫外線が酸素原子に当たることで発生する活性酸素を除去する働きがあります（脂溶性、トマト）。

「ルテイン」：紫外線により発生する活性酸素から網膜を保護します（ブロッコリー、ホウレンソウ、パセリ、ケール）。

「ゼアキサンチン」：抗酸化作用で細胞などの酸化を防いでいます（ホウレンソウ）。

「アスタキサンチン」：βカロテンより強い抗酸化力を持ち、活性酸素を除去し、肌の老化を抑制するといわれています（鮭、イクラ、筋子）。

その他の抗酸化物質を多く含む食品：

「カテキン」赤ワイン、緑茶、カカオ
「アントシアニン」赤ワイン、ブルーベリー
「タンニン」コーヒー、赤ワイン、緑茶、紅茶
「ルチン」そば
「イソフラボン」大豆
「ケルセチン」ルイボスティー

老化防止食品：ニンジン、カボチャ、シソ、トマト、ブロッコリー、ホウレンソウ、パセリ、ケール、そば、大豆、鮭、イクラ、筋子、ブルーベリー、紅茶、緑茶、ルイボスティー、カカオ、赤ワイン、コーヒー

「ビタミンE」：強い抗酸化作用があり体内の脂質の酸化を阻止し、加齢臭を防ぎます。脂肪性細胞膜の老化防止や血中の悪玉（LDL）コレステロールの酸化を防止し動脈硬化を防ぎます（老化防止効果）。また、ビタミンEは生活習慣病の予防、更年期障害の緩和、冷え性、肩こり、美肌・美容、がん予防などに効果的です。

ビタミンEを含む食品：カボチャ、サツマイモ、赤ピーマン、アボカド、マンゴー、キウイフルーツ、アーモンド、ピーナッツ、松の実、ヒマワリの種、アマニ油、ウナギ、鯛、

ハマチ、イクラ、タラコ

ビタミンEにEPA、DHAをプラスすることで効果がUPします。

「AGE、AGEs」：AGEとは終末糖化産物（Advanced Glycation End Products）、すなわち、タンパク質と糖が加熱されてできた物質のことです。強い毒性を持ち、老化を進める原因物質とされています。老化というとすぐに思い浮かぶのはお肌のシミ・シワや認知症などかもしれませんが、それだけではありません。AGEが血管に蓄積すると心筋梗塞や脳梗塞、骨に蓄積すると骨粗鬆症、目に蓄積すると白内障の一因となります。AGEは美容のみならず、全身の健康に影響を及ぼしているといえます。体のあちらこちらで深刻な疾病を引き起こすリスクとなるAGEを体内に溜めない生活・減らす生活を送ることが大切です。食品としては肉、バター、一部の野菜にAGEが含まれ、調理のうち、特に揚げる、ローストする、焼く等の水を使わない調理法で大きく増加しますが、茹でる、煮る、蒸す、電子レンジ加熱する等の場合は比較的増えません。喫煙はAGEを増加させることが知られています。

AGEの多い食品：から揚げ（10）、焼き肉（5）、しゃぶしゃぶ（1）、卵焼き（高い）、茹で卵（低い）

ＡＧＥを溜めない生活：

1　サラダやきのこ、海藻類などの食物繊維を含んだ食品から食べ、そして肉、魚、大豆製品などのタンパク質、最後にご飯類などの炭水化物を摂取することによって糖質の吸収を抑制する効果が期待できます。

2　早食いをすると急激に血糖値が上昇し、食べ過ぎも過剰な体内血糖が溜まる原因となります。それによってＡＧＥが作られやすい状態となるため、食事はゆっくりとよく噛んで食べ、腹八分目を心がけるようにしましょう。

3　食事をしてから約30分後に20分から30分程度のウォーキングやストレッチなどの軽い運動をすることで、血糖の上昇を防ぐことができます。

4　ＡＧＥを体外に排出するには、十分な睡眠が大切です。寝ている間に分泌されるのがメラトニン（抗酸化作用）と成長ホルモン（脂肪分解）です。

内臓脂肪が多いとオステオポンチン（老化促進物質）が過剰に分泌され全身で炎症を起こします。シワ、シミ、動脈硬化、がん、認知症、骨粗鬆症の原因となります。

対策：内臓脂肪を減らす。

オステオポンチンの量を減らす方法：

1　発酵食品などを摂り腸内細菌のバランスを整える。

2　ストレスを溜めないようにする。
3　不飽和脂肪酸（オリーブ油など）を摂る。

⑻ 虫歯予防

チーズに含まれるリン酸カルシウムは虫歯でできた歯の小さな穴を補修してくれます（酸性を中和）。チーズはカリウムを含むのでナトリウム（塩分）を排出する作用があり、高血圧予防効果が期待できます。特に、ゴーダチーズ、チェダーチーズなどの熟成タイプはカリウムを多く含みます。

チーズのカルシウムは吸収率が高い：**チーズ（約40％）、魚（約25％）、野菜（約15％）**パルメザンチーズは最もカルシウム量が多い（骨粗鬆症予防）。

チーズのダイエット効果：チーズに含まれる乳脂肪は消化過程で分離されやすいので、体に蓄積されにくいです。

⑼ 筋力の老化防止（筋肉強化）

タンパク質は筋肉や皮膚、内臓、免疫機能にかかわる人体にとっても重要な栄養素で肉類、魚類、大豆製品に多く含まれています。その中でもアミノ酸である「ロイシン」と「アルギニン」を多く含んだ食品を食べることで、効果的に筋肉を生成することができるといわれています。アルギニンは十分量が体内で作られ、成長ホルモンの代謝、筋肉疲労の回復、肌の健康維持を助けます。成長ホルモンは成長期の10代で最も多く分泌され加齢とともに減少し、40代では約半分にまで低下します。アルギニンは子どもの成長ホルモンの合成促進、疲労回復、免疫力向上、身長を伸ばすなどの効果があります。アルギニンが腸で吸収され脳を刺激、肝臓に「ＩＧＦ－１（筋肉若返りホルモン）」の分泌・指令が出されます。

アルギニンを含む食品：肉類、大豆製品、魚介類、ナッツ類

ロイシンには筋肉疲労の回復、筋肉の生成、肝機能の調整・改善効果があります。

ロイシンを含む食べ物：乳製品、魚介類、卵、大豆製品、穀類、肉類

（＋適度な運動）

⑽　プリン体

プリン体の多い食品：

１　アルコール（分解される際、尿酸が生み出されます）

２　魚介理・肉類（極めて多い、３００mg）、真イワシ干物、イサキ白子、アンコウ肝、鶏レバー（多い、２００～３００mg）、カツオ、真イワシ、大正エビ、アジ干物、サンマ干物、豚レバー、牛レバー

（1日のプリン体摂取量400mg以内）

3　清涼飲料水

総カロリー摂り過ぎも注意。

(11) 各症状緩和食品（難聴、片頭痛、鼻炎、気管支喘息、しゃっくり）

難聴の予防：鉄分、タンパク質、亜鉛（牡蠣、煮干し）（＋ウォーキング）。
片頭痛：マグネシウム（アオサ、海苔、ワカメ、天草、玄米、昆布、ヒジキ）。
鼻炎：鼻詰まりの改善（レンコン＋ヨーグルト）。
気管支喘息《ぜんそく》の改善：リコピンの抗酸化作用が炎症を抑える（トマトジュース）。
しゃっくり：両耳を指で30秒押さえる（塞ぐ）と70％が止まります。

(12) 果糖・ブドウ糖の違い

ブドウ糖と果糖の違いについて：
ブドウ糖はすぐに脳のエネルギー源として使えるといわれるくらいに吸収・消費が早い性質があり、血糖値もすぐに上昇させることができます。一方、果糖は吸収・消費が緩やかで、血糖値が急激に上昇することもありません。すぐにエネルギーとして使いたいときにはブドウ糖が有効ですが、糖尿病などで血糖値を上昇させたくない場合は果糖がお勧めです。しかし、糖尿病治療薬の過量服用などで低血糖などに陥った場合は、ブドウ糖の経口摂取で効果的に血糖値を上げることもあります。

ブドウ糖が多い食べ物：ご飯、パン、うどん（麺類）、ゴボウ、バナナ、イモ類

果糖というのは名前の通り、果物などに多く含まれている糖の一種です。果糖は強い甘みがあって、冷やすと甘みが増すという特徴があります。ブドウ糖は果糖ほどの甘みはないので、双方を比較すると果糖のカロリーが高いです。しかし、果糖は少量でも（すごく甘い！）と舌が感じるので大量に糖分を使わないで済むというメリットがあります。血糖値は上がりません。ハチミツ、果実、根菜などに多く含まれていて、全ての糖の中で最も多く水に溶ける性質を持っています。

注意：果糖は内臓脂肪がつきやすいです。また、果糖はブドウ糖の10倍老化物質を作り出すので老化を早めます。

清涼飲料水に含まれる（果糖の量）：ブドウ糖果糖液糖50％未満、果糖ブドウ糖液糖50～90未満、高果糖液糖90％以上

果糖が多い食べ物：果物、清涼飲料水

⒀ 痩せる物質（短鎖脂肪酸）

腸内で短鎖《たんさ》脂肪酸が作られれば肥満を抑制できます。短鎖脂肪酸は主に「バクテロイデス」というグループに属する腸内細菌によって作られます。バクテロイドは食物繊維を摂ることで増やすことができます。バクテロイドは人間が消化できない物質、食物繊維をエサとして分解し短鎖脂肪酸を作り出します。バクテロイドを作り出す三つの短鎖脂肪酸、酢酸、酪酸、プロピオン酸。このうち、酢酸（酢）は最も肥満抑制効果が大きいです（お酢を飲んでも酢酸はすぐに代謝されてしまうので、腸内細菌によって作られる酢酸が重要です）。ビフィズス菌、乳酸菌も短鎖脂肪酸を作るサポート役を果たします。

⒁ 若返りホルモン「DHEA」の効果

ＤＨＥＡは、デヒドロエピアンドロステロンという体内で作られているホルモンのことです。このホルモンは、副腎や生殖腺で作られ女性らしい身体を作る女性ホルモンのエストロゲンの元であったり、筋肉を作ったり身長を伸ばすホルモンであり、発毛に働くテストステロンの元になるホルモンでもあるのです。このＤＨＥＡは、加齢により減少し、アラフォー（35〜44歳の女性）になるとピーク時の半分になると言われています。睡眠の改善、筋肉の維持や強化、記憶力の維持や向上、肥満の予防、美肌効果、薄毛や抜け毛予防、がん細胞予防、２型糖尿病予防、動脈硬化予防、免疫力ＵＰ、更年期障害改善、アンチエイジング、骨粗鬆症の予防や改善、アルツハイマー病や不妊の治療に効果があると言われています。

副腎の機能が低下しているときに、回復のために避けたい食べ物：

1　砂糖や小麦粉などの精製されたもの
2　副腎を刺激するチョコレートなどのお菓子
3　マーガリンなどのトランス脂肪酸
4　ファストフードなどのジャンクフード

また、揚げ物も控えた方がいいです。

副腎の働きを助けてくれる栄養と食品：

ホウレンソウ、イモ類、レモン、イチゴ、肉類、卵の白身、大豆、玄米、ワカメ、アーモンド、ゴマ、レバー、ニンニク

緑黄色野菜や納豆などの発酵食品を食べるようにすればＤＨＥＡの分泌を促してくれます。

1　ビタミンＣ（赤パプリカ、イモ類、レモン、キウイフルーツ、イチゴ）
2　タンパク質（肉類、卵の白身、魚類、大豆）
3　マグネシウム（海藻類、玄米、大豆、アーモンド、ゴマ、煮干し）

4　ビタミンB群（肉類、レバー、ホウレンソウ、大豆、ニンニク）

⒂ ひざ痛の予防と改善

歩くときは、ひざに体重の3倍の負荷が加わります。ひざ痛の原因は一般的に加齢が原因です。長年、ひざに負担がかかり過ぎ軟骨がすり減った結果です。

ひざ痛予防改善食品：

ショウガ：ショウガの「ジンゲロール」には鎮痛作用や炎症を抑える作用があります。ショウガのジンゲロールは加熱すると「ショウガオール」に変化しますが、効果は変わりません。

⒃ 貧血予防に効く食材と栄養素

1日に摂るべき鉄は、成人男子7・0㎎、成人女子10・5㎎とされています。鉄には、主に肉・魚などの動物性食品に含まれる「ヘム鉄」と植物性食品や卵・乳製品に含まれる「非ヘム鉄」の2種類があります。ヘム鉄は体内への吸収率が高く、非ヘム鉄は吸収率が低いという違いがあります。非ヘム鉄は良質なタンパク質やビタミンCを多く含む食品と一緒に摂取することで、体内への吸収率がUPします。

ヘム鉄の吸収率が高い理由：
ヘム鉄はポルフィリンと呼ばれるタンパク質に囲まれた中の中心に鉄が存在するという構造をしていて、その中心にある鉄がヘム鉄とよばれます。小腸にはヘム鉄を取り込むための受容体があり、効率的に吸収されます。摂取したヘム鉄がそのままシンプルに吸収されるので吸収効率が高いわけです。

一方非ヘム鉄の場合、胃酸で鉄イオンへと遊離（分離）された後、鉄イオンである三価鉄から小腸で吸収されやすい二価鉄へと還元される必要があります。これには小腸粘膜にある還元酵素の助けを借りる必要があります。このように食品から摂取して吸収されるまでにヘム鉄よりも段階を経る必要があるため吸収率にも差が出てしまうわけです。また、非ヘム鉄の場合は吸収されるまでにほかの成分の影響も受けやすくなっています。例えばビタミンCやクエン酸といった還元作用のある成分により吸収効率が促進されたり、穀物のフィチン酸や茶、コーヒーのタンニン酸、卵黄のホスビチン、ホウレンソウやココアのシュウ酸などと結合することでイオン化が妨げられ、吸収効率が低下したりします。

ヘム鉄と非ヘム鉄の体内での吸収率：
ヘム鉄：10～20％
非ヘム鉄：1～6％

ヘム鉄を多く含む食品：
豚・鶏・牛レバー、卵、煮干し、アサリの佃煮、干しエビ

非ヘム鉄を多く含む食品：
青海苔、ヒジキ、焼き海苔、とろろ昆布、パセリ、枝豆、サラダ菜、小松菜、干しブドウ
（鉄鍋などを使うと鉄分の吸収が高くなります）

鉄分を血液に変える造血作用がある栄養成分と食べ物：
鉄分の多い食べ物を摂った時には、造血作用、鉄分が血液（ヘモグロビン）を作る栄養成分も同時に摂ることをお勧めします。

ビタミンB6：ニンニク、カブの漬物、ミナミマグロ、カツオ、若鶏、シロ鮭、ムロアジ、バナナ
ビタミンB12：アサリ水煮缶、シジミ、牛・鶏・豚レバー、焼き海苔、イワシ、サンマ
葉酸：鶏・牛・豚レバー、ウニ、イクラ、卵黄、煎茶、抹茶、味付け・焼き海苔、たたみイワシ、そら豆、からし菜、ヒマワリの種、小麦胚芽、枝豆、モロヘイヤ、パセリ、ホウレンソウ、イチゴ、アボカド、カボチャ、ブロッコリー、乾燥シイタケ

⒄　不定愁訴《ふていしゅうそ》

不定愁訴：頭痛、立ちくらみ、めまい、マイナス思考、眠りが浅い、無気力、朝起きられない、息切れ、動悸、肩こり、冷え症、疲れ、耳鳴り、のぼせ、ほてりなどの症状があります。

原因：鉄分の不足。

赤血球中の大部分を占めている血色素がヘモグロビンで、ヘムという色素とグロビンというタンパク質からできています。赤血球中のヘモグロビンは、酸素を体内の組織に運び、かわりに二酸化炭素を受け取って肺まで運んできて放出します。そして、再び酸素と結びついて各組織に運ぶという重要な働きを担っています。ヘモグロビンが不足すると、酸素の運搬が十分に行われないため、貧血状態になります。足りない酸素を補うために血液の循環が速くなって動悸を引き起こしたり、呼吸運動が盛んになって息切れしたりします。血清鉄とは血清中に含まれる鉄分のことです。鉄分はヘモグロビンの原料であり、ヘモグロビンが赤血球を動かします。赤血球は酸素と二酸化炭素を運搬しています。そのため、血清鉄が不足すると鉄欠乏性貧血になり、酸素不足から倦怠感や疲労感が増して、めまい、頭痛、肩こりなどが起きやすくなります。

ヘモグロビン濃度参考基準値：
男性：13・0〜16・6g／dl、女性：11・4〜14・6g／dl
貧血検査　血清鉄（Fe）基準値：男性：60〜210μg／dl、女性：50〜170μg／dl

参照（鉄分の含有量）：「⒃貧血予防に効く食材と栄養素」

⒅ 女性、男性ホルモン

薬指が人差し指より短い場合：女性ホルモン、エストロゲン（卵巣ホルモン）、プロゲステロン（黄体ホルモン）の影響大。
薬指が人差し指より長い場合：男性ホルモン（テストステロン）の影響大。

女性ホルモン（エストロゲン）の働き：
1　女性らしい丸みをおびた体を作ります（美肌をつくる働きもあります）。
2　基礎体温を下げます（血管を拡張して熱を発散させ基礎体温を下げる働きもあります）。
3　自律神経を整えます（減少すると、ほてり、のぼせ、発汗といった症状が現れます）。
4　骨を丈夫にします。

女性は更年期に入るとエストロゲンの量が減少し60歳を超えるとさらに減少します。不安やうつ状態、不眠などの精神的症状が現れシワも増えます。

女性ホルモン（プロゲステロン）の働き：
プロゲステロンは、排卵後から次の月経が始まるまでの間に分泌されます。脳の体温中枢に働きかけるプロゲステロンが分泌される時期には基礎体温は高くなります。プロゲステロンの分泌が多くなる時期は黄体期（排卵後月経が始まるまでの時期）と呼ばれており、精神的に不安定になりやすい傾向があります。この症状が重くなると、心と体にさまざまな不快症状を及ぼすＰＭＳ（月経前症候群）となります。また、この時期には肌荒れやニキビができやすいでしょう。

女性ホルモンバランスを整えるために積極的に摂りたい食品：
大豆食品、マグロ、カツオ、アーモンド、ヒマワリ油、アボカド、ココナッツオイル、バター、卵黄

大豆食品：大豆イソフラボンは女性ホルモンと同様の働きをし、ホルモンバランスを整えてくれます。

マグロやカツオ：ビタミンB6は、女性ホルモンのひとつであるエストロゲンの代謝に働きかけ、ホルモンバランスを整えます。

アーモンドなどのナッツ類：ビタミンEは脳下垂体や卵巣に働きかけてホルモン分泌をコントロールします。ホルモンバランスを整えるとともに、高い抗酸化作用で美肌にも効果を発揮します。

アボカド：アボカドは（マグネシウム、ビタミンE、ビタミンB群、葉酸、食物繊維、カリウムなど）ホルモンを維持するのに大切な成分が豊富です。ビタミンB群には女性ホルモンの代謝を促しホルモンバランスを整える働きがあります。

ココナッツオイル：ココナッツオイルのラウリン酸はホルモンの生成に重要な働きをします。

バター：バターは脂溶性のビタミンA、ビタミンD、ビタミンE、ビタミンK2などのホルモンの構築に必要な脂溶性のビタミンが豊富に含まれています。

卵黄：卵黄にはビタミンA、ビタミンD、ビタミンE、ビタミンB2、ビタミンB6、ビタミンB9、鉄、カルシウム、カリウム、リン、コリンなどの成分が含まれています。これらの成分は、生殖器系、ホルモンバランス、肌の健康を維持するのに不可欠です。

女性ホルモンは、食生活の他に音楽を聞く、体操をするなどもバランスを整える効果があります。

ホルモンバランスを乱す食事：

1　ダイエットのために極端に肉の摂取を避けると女性ホルモンを調節するために必要なタンパク質が不足します。

2　化学調味料を多分に用いたインスタント食品は体内のミネラルを奪い、成長ホルモンの分泌を妨げることになります。さらに、冷たい飲み物や食べ物を摂り過ぎると身体が冷えて自律神経に支障をきたし、自律神経と相互作用のあるホルモンのバランスを崩します。

「エクオール」：エクオールは女性ホルモン（エストロゲン）に似た働きをします。

大豆イソフラボンに含まれるダイゼインという成分がエクオール産生菌（腸内細菌）によって代謝されると、エクオールに変化して体内に吸収されます。このエクオールの働きで女性ホルモン系の諸症状の緩和の効果が期待されるといわれています。主に、女性の更年期障害改善、生活習慣病予防、美肌効果、シワ改善、骨粗鬆症予防、ダイエット効果、動脈硬化改善、脳梗塞予防、心筋梗塞予防だけでなく、がんや薄毛などの予防にも効果があるとされています。エクオール産生菌は日本人の二人に一人、欧米人の五人に一人が持っているといわれています。

大豆食品＋フラクトオリゴ糖食材＝エクオールの可能性あり

フラクトオリゴ糖食材（エクオール産生菌の餌）：**タマネギ、ゴボウ、トマト、バナナ、ニ**

ンニク、アスパラガス（女性だけではなく、男性にも効果があります）

男性ホルモン（テストステロン）を上げる働きがある食品：牡蠣、アボカド、ウナギ、キャベツ（亜鉛）

女性は年をとると女性ホルモンが減るが、男性ホルモンはあまり減少しません。その男性ホルモンが血管のしなやかさや骨強化に影響します。

⒆熱中症予防・処置
「熱中症対策に必要な栄養素」

汗とともに身体から排出される栄養素は、「水分」、「塩分」、「カリウム」などのミネラル類です。カリウムは、細胞内にたくさん含まれていて、不足すると筋肉が痙攣《けいれん》しやすくなります。そして、「ビタミンB1」が不足すると、糖質の分解ができなくなり疲労物質が溜まります。疲労物質が溜まると、手足がむくんだりしびれたり、身体がだるく感じたりします。さらに、「クエン酸」も疲労の原因のひとつとされている乳酸の発生を抑制してくれる栄養素です。

「熱中症になってしまった後に摂りたい食べ物」

汗が大量に出ると水分や塩分が不足するので、「スポーツドリンク」などを摂取しましょう。「味噌汁」や「梅昆布茶」などは、塩分やミネラルを豊富に含んでいるといわれていますので、熱中症を発症した後に摂取することをお勧めします。そして、「スイカ」や「キュウリ」、「ゴーヤ」なども水分の補給に適していますし、抗酸化成分やビタミンB群、ビタミンCなどの栄養素を豊富に含んでいます。さらに、汗とともにカリウムなどのミネラル類も排出されていますので、カリウムを豊富に含んでいるとされている「バナナ」や「アボカド」、「キウイフルーツ」、「ジャガイモ」などの食べ物を摂取することをお勧めします。そして、疲労回復の効果が期待できるビタミンB1を多く含んでいる「豚肉」や「ウナギ」、「きなこ」などの食べ物と同様に、疲労回復の効果が期待できるクエン酸を豊富に含んでいる「梅干し」などの食べ物も熱中症を発症した後に摂取したい食べ物です。

「熱中症時の食事の注意点」

熱中症を発症すると、吐き気をもよおしたり嘔吐をしたりすることがあります。このような症状があらわれていると、胃腸の働きが弱まっている可能性があるので、無理に食べ物や飲み物を摂取させないことも重要です。また、意識障害などの症状が現れている場合に、無理矢理、口から飲み物を摂取させると、気道に流れ込んでしまう恐れがあります。

乳幼児に食塩は危険！　小さじ一杯分の塩で塩化ナトリウム中毒、1歳児が死亡、「知らなかった」の声が多数聞かれます。

「熱帯夜の注意事項」

1　扇風機を固定して直接体に風を当てると、体が冷えて毛細血管が縮まり血液の循環が悪くなります。そうすると、代謝が悪くなり筋肉痛、関節痛が起こります。

対策：扇風機を微風、首振り状態にして体から1・5～2m離す。

2　寝る前に冷たい飲み物や食べ物を摂ると体の深部体温が下がって、眠れなくなってしまいます。冷たい物は就寝3時間前までに摂るようにしましょう。

3　寝る前に風呂に入ると、血管が広がり血液の循環がよくなります。そうすると、寝ている間に手足から熱を放出し体温が下がります。

4　氷枕で寝るのはよくありません、冷却シートをおでこに貼るとよいでしょう。

5　夏はお腹を冷やさないようにしましょう。冷やすと、消化不良や免疫の低下が起こります。

6　寝る前に水200～300mlを飲むようにしましょう。

7　カーテンは閉めて寝ましょう。早朝、太陽の光を浴びるとメラトニンの分泌が減少し、目が覚めてしまいます。

⒇　健康基準値「新たな検診の基本検査の基準範囲」

「ＢＭＩ（Body Mass Index）」ＷＨＯで定めた肥満判定の国際基準：

ＢＭＩ＝体重（kg）／（身長ｍ×身長ｍ）

目標体重（kg）＝ＢＭＩ×身長（ｍ）×身長（ｍ）

ＢＭＩでは18・5未満を低体重、18・5以上25・0未満を標準、25・0以上30・0未満を肥満（1度）、30・0以上35・0未満を肥満（2度）、35・0以上40・0未満を肥満（3度）、40・0以上を肥満（4度）としています。ただし、ＢＭＩの計算式は世界共通ですが、判定基準は各国で異なり、日本でのＢＭＩの理想は男性が22・0、女性が21・0です。逆に肥満を示す25・0を超えると、糖尿病、脳卒中、心臓病、高脂血症、高血圧などの生活習慣病にかかりやすいとされています。

「尿酸値」

基準値：3・7〜7・0（食事20％、運動80％で尿酸値発生）

尿酸値が高すぎると血管を老化させます。

尿酸値改善方法：アルコールを減らす、甘いものを減らす、運動をする（痩せる）、水分を1日2リットル摂る。

アルカリ性食品を摂る（尿が中性化し尿酸が溶け排出される）。

アルカリ性食品：野菜類、きのこ類、豆類、果物類、海藻類など

牛乳・ヨーグルト（PA-3乳酸菌）で尿酸値改善。乳製品に含まれる「カゼイン」が胃腸で分解されて「アラニン」に変わります。アラニンが腎臓から尿酸を排出してくれる役目をします。

▫糖代謝：空腹時血糖　110mg／dl以下、HbA1c（NGSP）5・6％以下
▫腹囲：男性85以下、女性90cm以下

「新たな検診の基本検査の基準範囲」

血圧	収縮期血圧（最高血圧）88～147
	拡張期血圧（最低血圧）51～94
肥満度（BMI）	男性18・5～27・7
	女性16・8～26・1
肝機能	男性10～37
	女性8～25
総コレステロール	男性151～254
	女性145～238（30～44歳）

女性163～273（45～64歳）
女性175～280（65～80歳）

LDLコレステロール　男性72～178
女性61～152（30～44歳）
女性73～183（45～64歳）
女性84～190（65～80歳）

中性脂肪　男性39～198
女性32～134

ガンマGT（GGT）　男性12～84
女性9～40

B 健康情報

(1) 歯周病が全身に及ぼす影響

脳梗塞・狭心症・心筋梗塞：

動脈硬化により心筋に血液を送る血管が狭くなり、塞がってしまうと心筋に血液供給がなくなり死に至ることもある病気です。血管内に発生するプラークによる動脈硬化は、不適切な食生活や運動不足、ストレスなどの生活習慣が要因とされていましたが、別の因子として歯周病原因菌などの細菌感染で血管内にプラークができることが解ってきました。血管内のプラークが剝がれて血の塊ができると、血管の細いところで詰まってしまいます。

歯周病は糖尿病の合併症のひとつ‥

歯周病は以前から、糖尿病の合併症のひとつであると言われています。さらに、歯周病になると糖尿病の症状が悪化することが明らかになってきました。歯周病治療で糖尿病も改善することも解ってきています。歯周病菌は腫れた歯肉から容易に血管内に侵入し全身に回ります。血管に入った細菌は免疫力で死滅しますが、歯周病菌の死骸の持つ内毒素は残り、血糖値に悪影響を及ぼします。血液中の内毒素は、脂肪組織や肝臓からのＴＮＦ－α（Tumor Necrosis Factor-αの略）の産生を強力に推し進めます。ＴＮＦ－αは、血液中の糖分の摂り込みを抑える働きもあるため、血糖値を下げるホルモン（インスリン）の働きを邪魔してしまうのです。歯周病を合併した糖尿病の患者さんに、抗菌薬を用いた歯周病治療を行ったところ、血液中のＴＮＦ－α濃度が低下するだけではなく、血糖値のコントロール状態を示すＨｂＡ１ｃ値も改善するという結果が得られています。

その他の歯周病菌が原因で引き起こす病気と症状：

1　肺炎（肺炎は歯周病菌が肺に入ることで起きます）
2　発熱（歯周病菌と免疫体が戦うことで高熱が発生します）
3　息切れ・疲労感（酸素を運ぶ血流が正しく循環していないため起こります）
4　歯周病菌が原因で腸内細菌のバランスが崩れ異常にガスが発生することがあります。

歯周病予防対策：

1　正しい歯磨きをする。
2　電動歯ブラシでは歯垢は除去はできても、歯石を除去することはできないので年に数回は歯科医で取り除いてもらいましょう。

治療：多くの歯科医療では治療の際に、抗生物質を投与します。

⑵ 食後に眠くなる理由

炭水化物を摂ると血液中の糖が増え、その糖の量を元に戻そうとして膵臓からインスリン（ホルモン）が分泌されます、その結果、インスリンが糖を取り除き過ぎる為に脳への糖が不足し眠くなります。野菜から食べると血糖値が急に上がらないので、脳に糖が行き渡ります。

(3) ジョギングの効果

ジョギングをスタートして最初の20分間は糖質が燃焼し、その後脂肪燃焼に変わるので30分以上のジョギングが必要です。また、ジョギング前に筋トレをすると脂肪燃焼に効果的です。ジョギング中、特に気温の高い日は水分補給が必要なので、水で薄めたスポーツドリンクなどで塩分を補給しましょう。塩分が不足すると吐き気、頭痛、けいれんが起こることがあります。食後1時間は運動してはいけません、消化しきれない食べ物が腸へ下がり膵臓に負担が加わります。

(4) 肝炎の種類と感染の原因

慢性肝炎 —— 肝硬変 —— 肝臓がん

A型肝炎：生牡蠣（生の魚介類）

B、C型肝炎：ピアス、カミソリの共用

D型肝炎：血液（日本での感染はまれ）

E型肝炎：鹿やイノシシの生肉

肝臓がんの原因：C型肝炎ウイルス（65％）、B型肝炎ウイルス（15％）、アルコール（5％）、その他（15％）

(5) 足がつる原因

1 汗を多くかき過ぎる（マグネシウムが入ったミネラルウォーターなどが有効的です）。
2 可能性のある病気：動脈硬化、糖尿病、推間板ヘルニア、心筋梗塞、脳梗塞。

(6) 爪でわかる病気

1 爪に縦に細い筋：加齢（爪を作る細胞の機能が低下し爪の水分が減少して起こります）。
2 爪先の白い部分が大きくなっている：糖尿病になると免疫力が落ちるため、爪先が剝がれてくることがあります（カビの一種が爪の間で繁殖し爪先が剝がれている状態）。

(7) 血液型でわかる祖先

O型：狩猟民族（紀元前約4万年頃〜2万5000年頃）
A型：農耕民族（紀元前約2万5000年頃〜1万5000年頃）
B型：遊牧民族（紀元前約1万5000年頃〜1万年頃）
AB型：AとBを併せ持つ民族（約1000年前〜）

血液型人口の比率：
日本：1位A型、2位O型
世界：1位O型、2位A型

(8) 腹式呼吸の効能

腹式呼吸とは、一般的には胸郭（肋骨などからなる籠状の骨格）をなるべく動かさずに行う呼吸のことをいいます。

最も簡単な腹式呼吸の仕方：

1　ゆっくりと口から息を吐く。体の中の空気をすべて外に出すつもりで、時間をかけて吐く。このとき、お腹が徐々に引っ込むように気をつける。
2　鼻から深く息を吸う。このとき、下腹が膨らむように気をつける。
3　再び口から息を吐く。長く、ゆっくりと。
4　この動作・呼吸を繰り返す。息を吐く時間が吸う時間より長くなるように心がけましょう。ポイントとしては「吸って吐く」のではなく、「吐いて吸う」という順序を心がけましょう。

腹式呼吸の効能：

1　呼吸と自律神経には深い関係があり、深くゆっくりと息をしていれば、リラックス時にはたらく副交感神経がスムーズに動き、ホルモンの分泌や免疫のはたらきが正常になります。

2　腹式呼吸をすると横隔膜が上下に動き、内臓の血行や新陳代謝が良くなり内臓脂肪が燃焼します。

3　腹式呼吸をすると、横隔膜の運動範囲が胸式呼吸の2～3倍になります。横隔膜の運動範囲が広がると、腹腔の内圧が上がります。そして、胃腸が刺激されて働きが活発になります。また、横隔膜が運動する事で腹筋がしっかりと鍛えられます。腰痛のある人は症状が改善されます。更に、血行が良くなるので冷え性も改善されます。

15 食品の栄養素と効能

A 五大栄養素

五大栄養素：炭水化物、脂質、タンパク質、無機質（ミネラル）、ビタミン
（三大栄養素：炭水化物・脂質・タンパク質の三つをいう。生物体の構成物質およびエネルギー源となるもの）

五大栄養素とは人間が生きていくうえで欠かせない栄養素です。主にエネルギーになるものは炭水化物と脂質です、筋肉・臓器・骨・髪・爪・血液など、カラダを構築する原料になるのはタンパク質です。ミネラルとビタミンは身体の調子を整える役割を持っています。炭水化物は体を動かすエネルギーとなります。また、脳のエネルギー源ともなる唯一の栄養素です。マラソンなどの持久力が必要な選手には大切なエネルギー源となるので、試合の数日前から炭水化物を多めに摂り体に蓄えるよう心がけています。

糖類：単糖類（果物、ハチミツなど）、二糖類（砂糖、水飴など）

単糖類、二糖類は分子が小さく、腸からすぐに血管内に入り込み吸収されるため、血液中の

糖分の量も急激に上昇し脳内にもすぐに栄養が運ばれます。

急激な上昇は臓器に負担がかかるため膵臓からのインスリンによってすぐに減少します。そのため、脳に栄養素を与える時間が短くなってしまいます。

□炭水化物（多糖類）

炭水化物は体、脳のエネルギー源となる糖質と、便や老廃物の排出を促す食物繊維を合わせた物の総称です。炭水化物の最小単位ブドウ糖は脳の唯一のエネルギー源で、不足すると、脳や神経の働きに支障をきたします。逆に摂り過ぎると体内に脂肪として蓄積されます。

多糖類を多く含む食品：白米、麺類、イモ類、豆類、パン、バナナ、トウモロコシ

ゆっくり分解・吸収される多糖類の順位：
①パスタ、②そば、③パン、④うどん、⑤白米、⑥もち

□脂質

脂質は、体内で血液・細胞膜・ホルモンなどを作ると同時に体温を保つ働きもあります。

炭水化物、タンパク質は１ｇで４㎉なのに対し、脂質は倍以上の９㎉と高エネルギーなので摂り過ぎと肥満や生活習慣病の原因になります。逆に不足すると皮膚が荒れ、脂溶性ビタミンの吸収が悪くなります。

脂質を多く含む食品：バター、ラード、オリーブ油、サラダ油、肉・魚の脂肪

□タンパク質

タンパク質は筋肉、内臓、ホルモン、酵素、脳の神経伝達物質などを作ります。タンパク質が不足すると、筋肉量の低下、病気への抵抗力の低下、発育障害などを招きます。タンパク質は20種類のアミノ酸から作られています。そのうち9種類は必須アミノ酸と呼ばれ、体内で合成できないため食べものから摂取する必要があります。

タンパク質を含む食品：肉類、魚介類、大豆製品、牛乳、チーズ、卵、ピーナッツ

質の高いタンパク質（ロイシン、アルギニンを多く含む食品）含有量（100g当たり）：

1 カツオ節：ロイシン5900㎎（豚肩ロースの約4倍）、アルギニン4300㎎（豚肩ロースの3倍以上）

2 高野豆腐：ロイシン4500㎎（豚肩ロースの3倍）、アルギニン4100㎎（豚肩ロースの3倍以上）

3 ピーナッツ：ロイシン1900㎎、アルギニン3200㎎

4 豚足のゼラチン（2900㎎）：ゼラチンには筋肉を作るのに重要なアミノ酸（ロイシン）が含まれています。アルギニン（7900㎎、豚ロースの6倍以上）

5　肉類（牛、豚、鶏）：ロイシン（1100〜1900㎎）

ロイシン：筋肉の合成を促すのと同時に自らも筋肉の材料となります。

アルギニン：筋肉を増強させる成長ホルモンのような作用があり、体内で成長ホルモンを刺激し筋肉の合成を活性化するアミノ酸で、ロイシンと一緒に摂れば体内でどんどん筋肉が作られます。

タンパク質（アルギニン、ロイシン）を多く含む食品：**カツオ節、高野豆腐、ピーナッツ、豚足のゼラチン、鶏のむね肉（皮なし）、豚ロース（赤身）、牛ロース**

□ミネラル

ミネラルは微量ですが、身体機能の維持や調整に欠かせません。体に必要なミネラルは16種類で、骨や歯を作り、体液の調整、神経・筋肉の機能維持、ホルモンの成分になるなど、幅広い働きをしています。

ミネラルを多く含む食品：**野菜、果物、海藻**

ナトリウム：細胞内外の浸透圧を一定に保ち、筋肉収縮や弛緩にも関与します。

カリウム：ナトリウムと一緒にカラダの水分バランスを調整します。

カリウムを含む食品：**アボカド、バナナ、キウイフルーツ、パセリ、枝豆、干しブドウ**

カルシウム：健康な歯や骨の形成に欠かせないミネラルで、筋肉や神経の働きにも関与します。高血圧改善、イライラ解消、がん予防、骨粗鬆症予防（カルシウムは脳や筋肉などのエネルギーとして利用されるため、日中は骨から削り取ります）。就寝後1時間半〜2時間半の間にカルシウムの骨への取り込みが始まります。そのため、寝る1時間半前に摂取するとよいでしょう。

カルシウムを含む食品：牛乳、乳製品、小魚、チンゲン菜、ホウレンソウ

マグネシウム：三大栄養素（炭水化物、脂質、タンパク質）の代謝をサポートします。カルシウム同様、骨や歯の形成に不可欠です。

マグネシウムを含む食品：青海苔、アオサ、真昆布、焼き海苔、干しエビ

リン：カルシウムと結合して骨や歯を形成します。核酸の構成成分にもなります。

リンを含む食品：煮干し、高野豆腐、卵黄、海苔、チーズ、ゴマ

塩素：肝臓の働きを助け、老廃物処理を行います。殺菌効果や消化促進効果もあります。

硫黄：皮膚、髪、軟骨や爪の健康維持に働きます。有害物質の除去や代謝を促し、血糖値の上昇を抑える働きがあります。半面、摂り過ぎには注意が必要です。

鉄：酸素を運ぶ赤血球のヘモグロビンの原料になるミネラルで、貧血対策には不可欠です。心機能ＵＰ（1日10㎎）。

鉄を含む食品：ホウレンソウ、豚・牛・鶏レバー、大豆、小松菜

亜鉛：新陳代謝の活性化、味覚の維持、免疫力向上、性ホルモンの分泌などに働きます。
亜鉛を含む食品：牡蠣、煮干し、ピュアココア、豚レバー、ゴマ、スルメ、高野豆腐、牛肉、卵黄
銅：体内での鉄の利用率を上げて、赤血球の形成をサポートします。
銅を含む食品：牛レバー、ピュアココア、ゴマ、ヒマワリの種、落花生
マンガン：骨形成やタンパク質代謝に関わり、抗酸化物質「ＳＯＤ」の構成成分にもなります。
ヨウ素：細胞の新陳代謝をサポート。健康的な皮膚の形成や子供の発育に不可欠です。
セレン：高い抗酸化力を持つミネラル。活性酸素の発生を抑え細胞の老化を防ぎます。
クロム：糖代謝、脂質代謝をサポート。インスリンの働きを強める働きがあります。
コバルト：悪性貧血の予防や神経の働きを安定させます。
モリブデン：糖代謝、脂質代謝をサポートし、プリン体を分解し尿酸の生成を促します。

□ビタミン

炭水化物、脂質、タンパク質が体内でスムーズに働くようサポートします。ビタミンは、脂溶性ビタミン４種類と水溶性ビタミン９種類の13種類に分類されます。体内の酵素を助ける補酵素となり、カラダの調子を整えます。

ビタミンを多く含む食品：肉類・魚類・野菜・果物など

脂溶性ビタミン4種類：

ビタミンA：皮膚や肌の粘膜強化に関与し、免疫力UP（がん予防）や乾燥肌対策に働きがあります。骨や歯の成長にも関わります。

ビタミンAを含む食品：豚・牛・鶏レバー、ウナギ、イカ、卵、乳製品（バター）

ビタミンD：カルシウム量を調整し、骨や歯を健康に保つ働きがあります。骨粗鬆症、骨軟化症、くる病の予防、脳の神経細胞や筋肉の細胞の修復が期待されます。

ビタミンDを含む食品：魚類、きのこ類（干しシイタケ、キクラゲ、マイタケ）、卵黄

（鮭の切り身は干しシイタケ40個分のビタミンDを含んでいます）

ビタミンE：強力な抗酸化作用で活性酸素を除去し、アンチエイジングに効果を発揮します。貧血、冷え性、運動機能の低下を予防します。

ビタミンEを含む食品：ヒマワリ油、アーモンド

ビタミンK：血液の凝固と骨の健康に欠かせないビタミンです。

ビタミンKを含む食品：納豆1パック（50g）（1日の必要摂取量300μg）、小松菜、ブロッコリー、モロヘイヤ、パセリ、シソ

水溶性ビタミン9種類：

ビタミンB1：糖質のエネルギー代謝のサポートや神経・筋肉機能を正常に保つ働きがあります。ビタミンB1が不足すると脚気とウェルニッケ脳症を引き起こします。脚気の自覚症状として、全身の倦怠感、動悸、手足のむくみ・しびれ感、感覚異常、筋力低下、腱反射消失や脚気心《かっけしん》と呼ばれる心不全が起こります。ウェルニッケ脳症は中枢神経の疾患で、眼球運動の麻痺や歩行運動の失調を伴い、慢性化するとコルサコフ症という記銘力（ものを記憶する力）の低下、見当識《けんとうしき》（時間と場所などを正しく認識する機能）の喪失、健忘症や作話《さくわ》を主症状とした精神疾患に移行します。

ビタミンB1を含む食品：豚肉、ウナギ蒲焼き、玄米

豚肉＋アリシン（ニラ、タマネギ、ニンニク）で吸収が高まります。

ビタミンB2：脂質のエネルギー代謝をサポートします。発育のビタミンと呼ばれています。

ビタミンB2を含む食品：豚・牛・鶏レバー、ウナギ、納豆、卵黄

ナイアシン：三大栄養素の代謝をサポートします。アルコール分解酵素の補酵素となります。

ナイアシンを含む食品：タラコ、カツオ節、ピーナッツ、干しシイタケ、煮干し、カツオ

ビタミンB6：タンパク質のエネルギー代謝をサポートし、インスリン分泌にも関与します。

ビタミンB6を含む食品：牛・豚・鶏レバー、魚の赤身（マグロ、カツオ、鮭、サバ、サンマ）、ヒマワリの種、ピーナッツ

ビタミンB12：赤血球の生成を助け、貧血の予防や改善に役立ちます。
ビタミンB12を含む食品：**牛・鶏レバー、海苔、シジミ、アサリ、赤貝、イクラ**
葉酸：別名「造血のビタミン」といわれ、欠乏すると貧血を起こします。赤血球の形成やDNAの生成にも不可欠のビタミンです。
葉酸を含む食品：**海苔、鶏・牛・豚レバー、きな粉、菜花、ホウレンソウ、枝豆、春菊、ブロッコリー、アスパラガス**
パントテン酸：代謝に不可欠な補酵素コエンザイムA（CoA）の構成成分になります。
パントテン酸を含む食品：**鶏レバー、鶏ササミ、納豆、イクラ、明太子、卵黄、ナッツ類、モロヘイヤ、アボカド**
ビオチン：三大栄養素の代謝に関わり、髪や皮膚を健康的に維持します。
ビオチンを含む食品：**酵母、マイタケ、豚・鶏レバー、ピーナッツ、コーヒー、アーモンド、クルミ、大豆、納豆、牛乳、卵黄、真ガレイ**
ビタミンC：コラーゲンの生成、免疫力向上、抗酸化、抗ストレス、活性酸素除去などに活躍します。動脈硬化、狭心症、心筋梗塞、心臓血管系の疾病予防効果が期待されます。
ビタミンC含有量（100g当たり）：
ゴールドキウイ（140㎎）（ゴールドキウイ1個＝レモン7個）、赤パプリカ（170㎎）、黄パプリカ（150㎎）、ゆず（114㎎）、緑ピーマン（76㎎）、グリーンキウイ（69㎎）、

イチゴ（62㎎）、レモン果汁（50㎎）、ジャガイモ、ニンジン、タマネギ、サツマイモ、小松菜、ブロッコリー

トランス脂肪酸：血液中の悪玉（ＬＤＬ）コレステロールを増やし善玉（ＨＤＬ）コレステロールを減らす作用があり、動脈硬化による心筋梗塞のリスクが増大します。

トランス脂肪酸を含む食品：マーガリン、食料油、ケーキ、フライドポテト、菓子パン、ドーナツ

Ｂ 代表的な食品の効能

①ココナッツオイル：母乳にも含まれていると言われている中鎖脂肪酸が、ココナッツオイルには約60％も含まれています。更に、この中鎖脂肪酸には「ケトン体」の生成効率を高める重要な役割もあります。ケトン体とは体のエネルギー源であり、ブドウ糖が無くなった時に活躍してくれるエネルギーです。ケトン体は、肝臓で脂肪が分解される時にできる成分で、ブドウ糖よりも脳によい影響を与えるといわれています。ココナッツオイルにはダイエット効果、アルツハイマー病予防、うがいで歯周病予防、糖尿病予防などの効能があります。

②オリーブ油：（オメガ３脂肪酸のひとつ）オレイン酸は悪玉（ＬＤＬ）コレステロール、

総コレステロールを低下させ、善玉（HDL）コレステロールを増やします。動脈硬化予防、高血圧予防、認知症予防効果などがあります。

相乗効果：オレイン酸＋大豆イソフラボン（血管を広げる）

③エゴマ油：（αリノレン酸、エゴマ油60％、アマニ油50％）αリノレン酸は体内でEPA、DHAに変わります。糖尿病予防や認知症予防に効果的です。

④マカダミアナッツオイル：（パルミトレイン酸）シミやたるみに効果があります。糖尿病への効果については現在研究が進んでいます。

⑤コメ油：（γ《ガンマ》オリザノール、スーパービタミンE）消化吸収の働きを高めるビタミンB1、腸の働きを良くする食物繊維を含みます。γオリザノールは、ポリフェノールの一種で優れた抗酸化力を持ち、悪玉（LDL）コレステロールを下げる作用があります。ビタミンE（抗酸化作用）は動脈硬化などを予防します。スーパービタミンEの抗酸化作用はビタミンEに比べて約40〜60倍強いです。ビタミンC（抗酸化作用）とビタミンEを一緒に摂ると動脈硬化予防効果が大きくなります。

⑥ワイン：動物性脂肪の摂取の多い人や喫煙者は、血液中の悪玉（LDL）コレステロールが増加します。ワインを飲んでいるフランス人は心疾患の患者が少ないのです。

ポリフェノールの効果：抗酸化作用はビタミンEの2倍の効果が期待できます。

コレステロールの酸化を抑制：毎日グラス1杯半のワインで記憶力の回復に効果があり

ます。

脳の老化を防ぐ：適量の赤ワインで長寿因子を活性化し、血圧を下げ新陳代謝を活発にします。腸内環境を整え、白内障も予防します。フランスで65歳以上の3777名を調査しました。その結果、ワインを毎日3～4杯飲んでいる人の認知症発症リスクは約5分の1、アルツハイマー症発症リスクは約4分の1、死亡率は30％以下となりました。白ワインは殺菌力が高いので食中毒菌（赤痢菌、サルモネラ菌、大腸菌）に有効です。

⑦ビール：（イソα酸、ホップの苦味成分）アルツハイマー病予防効果があります。マウスの実験でイソα酸がミクログリアと呼ばれる脳内の老廃物を除去する細胞の活性化と、アミロイドβ及び脳内炎症の抑制効果が確認されたそうです。ロヨラ大学のシカゴ・ストリッチ校医学部が行った研究によれば、ビールを日常的に飲む人々は、アルツハイマーや認知症のリスクが23％低いことがわかっています。ポリフェノールやメラノイジンの効果として代表的なのが抗酸化作用です。紫外線やストレスによって発生する有害な活性酸素を体内から除去する効能があります。また、これらの成分には、血液をサラサラにする効能もあり、動脈硬化、心臓病予防や脳梗塞などの生活習慣病や老化を予防する効果があります。管結石のリスク減少、キサントフモール（抗酸化物質）はがん細胞の増殖抑制効果があり、適量のビールは男性の前立腺がんや女性の乳がんの発症率を下げる効果も認めら

れています。大麦に含まれているβグルカンという水溶性食物繊維にはコレステロール値を下げる効果があります。適量（1日500ml缶一本）を守ることが大切だといえます。

⑧コーヒー：コーヒーにはカフェイン、カフェー酸、タンニン、ポリフェノール、クロロゲン酸、ニコチン酸（ナイアシン）、トリゴネリン、褐色色素などの効能成分が含まれています。カフェインは、気管支喘息や狭心症の改善（効果は弱い）、眠気や疲労感を取り除く、呼吸機能や運動機能を高める、心臓の収縮力を高める強心作用、利尿効果、胃液の分泌を促進、アセトアルデヒド（二日酔いの原因）の排泄を促進、脳血管性の偏頭痛を鎮める、痴呆やパーキンソン病の予防効果などの生理作用があります。クロロゲン酸（ポリフェノールの一種）は糖尿病予防、心疾患予防（心筋梗塞、狭心症、心不全）、動脈硬化予防、がん予防、肥満予防、脳卒中予防、アルツハイマー病予防などの効果があります。インスタントコーヒーには老化防止に効果的なナイアシンがドリップコーヒーより多く含まれています（1日2～3杯）。糖尿病予防効果としてのクロロゲン酸は血液の糖分の利用を促すインスリンの働きを活性化し、血糖値の上昇を抑えてくれます（食事の前後に飲むと効果大）。心疾患予防としてのクロロゲン酸には善玉（HDL）コレステロールの働きを良くする効果があります。動脈硬化の抑制、がん予防にはカフェインと抗がん剤を一緒に摂ると効果的といわれています（医師に相談）。この他コーヒーの効用としては、ポリフェノールなどが活性酸素を除去し、過酸化脂質の発生を抑えることにより、肝臓がん

や消化器官のがんなどを予防、飲酒による肝臓の負担を軽減します。ニコチン酸がコレステロール値を下げ動脈硬化を予防、皮下脂肪の分解を促進し血液中の脂肪酸を増やします（持久力が増す）。コーヒーに含まれるフラン類がニンニクやニラ等の臭いの元を消すことにより口臭予防効果があります。

「**コーヒーの害**」

消化性胃潰瘍：健胃効果のあるコーヒーですが、胃液分泌を促進するため消化性胃潰瘍を助長する働きもあります。胃潰瘍の方やコーヒーを飲んで胃が痛くなる方はコーヒーを控えてください。

1　貧血：コーヒーに含まれるタンニンなどの成分は鉄イオンと結びついて難溶性の物質に変わります。このため、鉄分の吸収を阻害してしまうことがありますので、貧血気味の人は、食後30分～1時間はコーヒーを飲まないようにした方がよいでしょう。

2　発がん性：コーヒーの成分の中には発がん性の疑いのあるものが少なからず含まれています。その代表的物質、アクリルアミドはアミノ酸の一つであるアスパラギンとブドウ糖が高温で反応することで生成され、加熱調理した食品の多くに含まれています。ごはんやパンにも含まれますが、最も濃度が高いのはポテトチップスです。コーヒー（液体）に関しては詳しい数値が分からないのですが、ごく微量含まれているようです。

⑨緑茶：（カテキン）抗菌・殺菌作用、抗ウイルス作用、活性酸素除去作用、コレステロール低下作用、体脂肪低減作用、抗アレルギー効果、虫歯に対する予防効果、疲れ目やドライアイに効果的。緑茶ポリフェノールを摂ると胃がんの発生率が3分の1に低下するといわれています（煙草を吸う人は、緑茶を飲み過ぎると逆効果の人もいるそうです）。

⑩ハト麦：タンパク質、食物繊維、ビタミンB1・B2、カルシウム、鉄、脂質を多く含みます。ハト麦の「ヨクイニン」にはがん細胞の発生を抑える成分が含まれています。皮膚がん・肺がん予防、美肌効果、シミ、ソバカス、肌荒れ、アトピーの改善に効果がありま す。デトックス効果があり、余分な水分、便秘などの老廃物を体外に排出するのを助けてくれます。アレルギー抑圧があり、花粉症などアレルギーの予防・軽減効果が期待できます。胃を健康に保つ健胃効果があり、体内の水分量を適切に保つことで胃の負担を軽減します。生活習慣病の予防と改善があり、脂肪代謝を促す有用成分によって生活習慣病の予防・改善が期待できます。

⑪甜茶《てんちゃ》：花粉が沢山飛び始める2週間前から予防策として飲みだすのが効果的です。

⑫イチョウ葉エキス：血行促進作用による大脳機能の向上が期待されています。抗酸化作用、血小板凝集、血液凝固抑制作用、末梢循環障害改善作用があります。脳梗塞、動脈硬化の予防、血液循環改善作用、血圧上昇抑制作用、血糖上昇抑制・予防効果が期待できます。

⑬大豆：（イソフラボン）動脈硬化、糖尿病予防、がんの予防に効果、骨粗鬆症の予防効果、

生活習慣病予防効果、メタボリック・シンドロームのリスク低下、骨を強くする、脱毛の抑制効果、乳がん、前立腺がん、大腸がんなどの予防効果があります。大豆イソフラボンは女性ホルモン「エストロゲン」に似た働きをし、女性の美しさや若々しさを手助けしてくれます。加齢とともにエストロゲンの分泌量が減少すると、やがて更年期、閉経を迎え、それに伴い、「更年期障害」と呼ばれる体と心のトラブルがみられることがあります。そこで大豆イソフラボンは、エストロゲンの不足を補い、トラブルを予防してくれるのです。

エストロゲンの働き：肌の新陳代謝を促進、ピチピチなお肌、髪のツヤ、さらにハリを保つ、卵巣内の卵胞を成熟させて卵子を育て、排卵に備える、子宮内膜を厚くし、受精卵の着床を準備する、乳房や性器、皮下脂肪を発育させ、丸みのある女性らしい体を作る、コレステロールの増加を抑えて動脈硬化を防ぐ、骨を丈夫にする、周期的に生理を起こす、自律神経を安定させる、膣や膀胱の、伸縮性や自浄作用を高めるなどの効果があります。

大豆食品（納豆、豆腐など）

⑭納豆：（ビタミンK）骨粗鬆症の予防。ビタミンKはコラーゲンを増やし骨の質を良くしてくれます。コラーゲンが不足すると骨の質が悪化し骨折しやすくなります。納豆をよく食べる東日本の地域の人々は、納豆を食べない西日本の人々より骨粗鬆症が少ないのです。

納豆はビタミンB1、ビタミンE、食物繊維、ミネラル（マグネシウム、カルシウム）も含んでいます。ビタミンKは海藻、葉物野菜にも含まれています。カルシウム＋ビタミン

Kで骨密度を上げます。ビタミンKは油、バターと摂ると吸収率が良くなります。ひきわり納豆はビタミンKの量が丸大豆の1・5倍。納豆に含まれるナットウキナーゼが血栓を溶かし、血液をサラサラにする作用があります。納豆に含まれるレシチンは脳の神経細胞を活性化させ、老廃物を排泄する役目があります。レシチンが足りなくなるとうまく新しい細胞に生まれ変わることができません、細胞の老化防止に大事な物質です。

⑮枝豆：ビタミンB1、ビタミンC、葉酸、鉄分、食物繊維、メチオニン、オルニチン、イソフラボン、プロアントシアニジン、メチオニンが含まれています。メチオニンはアルコール分解酵素の原料となります。

⑯小松菜：糖質の代謝を助けエネルギーを作り出し、疲労回復に役立つビタミンB1や、細胞の新陳代謝を促進し、皮膚や粘膜の機能維持や成長に役立つビタミンB2、皮膚や粘膜の健康維持、脳神経を正常に働かせるのに役立つナイアシンや動脈硬化を予防しストレスをやわらげる働きのあるパントテン酸が含まれています。貧血予防、細胞の再生、そして、新しい赤血球の生成に欠かせない葉酸を含みます。抗酸化ビタミンであるビタミンC、ビタミンEを含みますので活性酸素の発生や酸化力を抑え、動脈硬化、皮膚や血管の老化を防ぎ、免疫力を高めてくれます。骨や歯を構成するのに必要なミネラルであるカルシウムやリン、マグネシウムなどを含みます。カリウムも多く含まれますので疲労回復や利尿作用、高血圧の予防に役立ちます。小松菜は、機能性のある栄養としてカロテノイドの一種

のβカロテンや葉緑素（クロロフィル）を豊富に含みますので強力な抗酸化作用を期待できます。

⑰**ホウレンソウ**：βカロテンは目や皮膚を健康に保ち、風邪の予防に効果があります。ビタミンCは美肌効果や生活習慣病の予防に効果があります。ビタミンEは生活習慣病の予防効果があり、ホルモンバランスを整える効果もあります。葉酸は赤血球を作り、子供（胎児）の発育を助ける効果があります。ビタミンAは喉の粘膜を丈夫にし、細菌感染を予防する効果があります。そして食物繊維は便秘解消に効果があります。

⑱**トマト**：トマトジュースはジュース専用のトマトを使用していて、普通のトマトより栄養成分が高いです。トマト、グレープフルーツ、スイカに含まれるリコピンは脂肪燃焼効果、抗酸化作用（紫外線から身を守る）、脳の老化防止、血糖値の低下、動脈硬化の予防があります。

食べるトマトとの比較：リコピン（約3倍）、βカロテン（約2倍）、ビタミンC（約2倍）、食物繊維（約1・5倍）含まれています。

⑲**アスパラガス**：「ルチン」抗酸化作用、コレステロールや血糖値を下げます、そしてビタミンやミネラルの吸収を促し、血圧を下げてくれます。ルチン、ビタミンPは血管を強くしなやかにしてくれます（老化抑制効果）。アスパラギン酸には疲労回復効果があります。

ルチンを含む食品（100g当たり）：アスパラガス（43mg）穂先にルチンの量が多い、

そば（10㎎）、トマト、ミカン、レモン、イチジク

⑳**そば**：「ケルセチン」中でもダッタンそばは非常に多くのケルセチンを含んでいます。ケルセチンは血流の改善や生活習慣病予防、抗酸化作用、そして花粉症やアトピー性皮膚炎などのアレルギー症状の改善などで注目されています。ポリフェノールの一種であるルチンという栄養素が豊富に含まれており、血管が本来備え持つゴムのような弾力性を取り戻したり、血圧を下げ、血液の流れをサラサラにするなどの効果が期待できます。コリンは肝臓へ脂肪がつき過ぎるのを防いでくれます。肝臓に脂肪が溜まると、それに伴って引き起こされるのが脂肪肝や、動脈硬化ですが、それらを防ぐ働きもあるといわれています。

㉑**ニンジン**：ニンジンのβカロテンは抗発がん作用や免疫賦活作用で知られていますが、その他にも体内でビタミンAに変換され、体の抵抗力を高め、活性酸素を抑制する働きがあります。髪の健康維持や、視力維持、粘膜や皮膚の健康維持、そして、喉や肺など呼吸器系統を守る働きがあるといわれています。また、油との相性がよく、揚げ物や油炒め、バターソテーなどのように、油と一緒に摂取することでビタミンAの効果が増すそうです。カリウム、カルシウムなどミネラル分も豊富で、カリウムは体内のナトリウムを排泄する作用があり高血圧を予防します。カルシウムは骨と歯を強くし、食物繊維は便秘の予防・解消に役立ちます。ニンジンは根だけでなく、葉の部分にもカリウム、カルシウム、ビタミンC（根の部分より多く含んでいます）の栄養素が含まれます。

㉒ナス：ナスを栄養の面から見ると、低タンパク、低カロリーで、栄養価はあまり高くありません。主成分は糖質で、ビタミンはA、B1、B2、Cをごく少量含んでいるだけです。他にカルシウム、鉄が含まれています。ナスに豊富なアントシアニンは、天然色素であるポリフェノールの一種で、赤ジソやブルーベリーなどにも多く含まれ、抗酸化作用とともに、血栓予防、目の疲労を改善する効果があります。夏野菜は全般的に体を冷やす効果がありますが、ナスはとくにその作用が強く認められています。妊婦などは、食べ過ぎると体が冷える弊害となりますので、量を控えた方がいいでしょう。

㉓ゴーヤ：「チャランチン、モモルデシン」血糖値を下げる働きが期待されます。豊富に含まれる食物繊維には血糖値を下げる効果があり、糖尿病によいとされています。実際の治療に使われたケースもあり、治療を行ったほぼ全員が3カ月で体重・血糖値が正常値内まで下がったそうです。ゴーヤは胃酸を活発に出して消化を助けますが、一方で胃酸の出過ぎは胃粘膜を攻撃し胃痛を引き起こすことがあります。ゴーヤの苦味成分も毒になり、人によっては食べ過ぎることで胃痛、腹痛や下痢を起こすといわれています。妊娠との相性は良くありません。流産を起こしやすいといわれていますので、妊娠中にゴーヤを食べるのは避けるのが無難です。

㉔サツマイモ（100g当たり）：（低カロリー）サツマイモ（140㎉）、米（358㎉）、小麦粉（367㎉）。サツマイモの栄養素としては、ビタミンC（熱に弱いビタミンCは

デンプンで守られている)、ビタミンE、ビタミンB1、ビタミンB6、水溶性食物繊維1・2g、不溶性食物繊維1・7g。水溶性は海藻類などに多く含まれ善玉菌の餌となり有機酸を作り腸を活性化します。排便をスムーズにして腸内環境を整えてくれます。不溶性は野菜・豆類に多く含まれ悪玉菌を体外へ排出してくれます。ヤラピン(サツマイモ特有の成分で腸内環境の救世主)は蠕動運動を促し排便をスムーズにし便秘を解消してくれます(大腸がんの予防)。冷やし焼きイモのデンプンは冷やすことでレジスタントスターチに変化し小腸での吸収が抑えられます。消化されにくいデンプンは腸内環境を整えてくれます(便秘解消、アメリカでも肥満解消効果に注目)。

レジスタントスターチを含む食品:冷やごはん、冷凍パスタ、冷やしうどん、ポテトサラダ、冷たい煮豆

㉕**タマネギ:**タマネギに含まれるケルセチン(ポリフェノールの一種)はがんに対して抗酸化物質として働きます。ピロリ菌などで発生した活性酸素を中和して無害化させます(胃がん予防)。ケルセチンは非常に高いヒスタミン抑制作用、血液の流れを改善する作用、生活習慣病(動脈硬化、高血圧など)の予防、血糖値の低下作用、アレルギーの緩和に効果が高い成分です。

㉖**ブロッコリー・スプラウト(新芽):**ブロッコリー・スプラウトに含まれるスルフォラファンは生活習慣病撃退、発がん物質を退治、身体の解毒作用や抗酸化作用を高める働き

があり、生で細かく刻んで食べると効果が7倍となります。新芽はスルフォラファンをブロッコリーの7倍以上含んでいます。

スルフォラファン＋セレン（ツナ）＝抗酸化作用が高まる

（ツナは抗酸化作用を発揮するのに必要なセレンを含んでいます）

㉗ニンニク：「アリシン」はビタミンB1と結びつき疲労を回復します。ニンニク成分のDATS（ダッツ）は細胞が（がん細胞）に変化する前に細胞を撃退するという効果があります。

㉘シソ：「ロズマリン酸」老化防止効果、「αリノレン酸」抗アレルギー作用があります。シソに含まれるフラボノイドの一種「ルテオリン」には、IgE抗体の排出を促して花粉症の原因物質を抑える作用もあります。

IgE抗体：免疫グロブリンEというタンパク質で、これをつくりやすい遺伝的素因をアレルギー体質といいます。

㉙ダイコン：ダイコンにはヒスタミンの分解を促進するジアスターゼが含まれています。ジアスターゼは食物の消化を助けるとともに腸の働きを整える効果があります、胃酸の中和作用もあるのでゲップ、胃もたれ、胸やけなど胃酸過多の諸症状を改善してくれます。また、焼き魚の焦げた部分に含まれる発がん物質の解消をはじめ、高い解毒作用もあります。ダイコンおろしがお勧めです。

㉚長イモ：長イモには「ムチン」（ネバネバ成分）が豊富に含まれていて、滋養強壮効果、胃粘膜の潤いを高める効果があるため、胃潰瘍の予防などにも期待ができます。「オスコラン」というもうひとつのネバネバ成分は、血糖値を下げる働きがあるといわれているので、糖尿病の予防にも効果が期待できそうです。デンプンの消化を良くする「ジアスターゼ」、糖質を分解する酵素「アミラーゼ」がダイコンの約3倍含まれています。これ以外にもカリウムを多く含んでいるので、体内の水分バランスを調節して利尿作用を高め、血圧をコントロールしてくれます。

㉛玄米：玄米は白米と違い低GI食品（糖の吸収が穏やか）なので、血糖値の急激な変化はありません。さらに、米国産婦人科学会では高タンパク質低血糖な食習慣が妊孕性《にんようせい》を高めると発表しています。血糖値の高い状態では、生殖ホルモンのバランスが悪化して排卵障害や卵子の質の低下を招く要因になります。血糖値の乱高下が短時間で起こる白米よりも、緩やかに上昇する玄米の方が、妊活中の女性にはお勧めです。妊活中や妊娠を考えている女性に対しては、厚生労働省が葉酸の積極的な摂取を推奨しています。葉酸は白米に比べると玄米には2・25倍、ビタミンEは白米の1・5倍含まれています。そのビタミンEには卵巣から分泌される黄体ホルモンの量を増やす作用があります。黄体ホルモンの原料はビタミンEなので摂取量が増えることでホルモンの分泌がスムーズに行われ、高温期の安定化にもつながり着床力が改善します。またビタミンEには抗酸化作用もあり、血行促

進、老化防止、新陳代謝UPなどの効果が期待できます。

（GI値とは、Glycemic Index の略で、その食品が体内で糖に変わり血糖値が上昇するスピードを計ったものです。ブドウ糖を摂取した時の血糖値上昇率を100として、相対的に表されています）

㉜**ショウガ：**ショウガには冷え性改善（動脈硬化、血流の改善）、高血糖、脂質異常の改善（抗酸化作用）、アンチエイジング（肌のシミ、シワの改善）、ダイエット効果（脂肪やエネルギーの代謝を良くする）、認知症予防などの効果があります。ショウガに含まれる「ショウガオール」とよばれる成分はヒスタミンを抑える効果、アレルギーのもとになるIgE抗体の産生を抑える効果があり、花粉症の悪化を防ぎます。「ジンゲロール」は膝の炎症を抑えて痛みを無くしてくれます。
特異的IgEはアレルギーを引き起こす原因物質（アレルゲン）を特定するための検査です。花粉症、アトピー性皮膚炎、アレルギー性鼻炎、気管支喘息などの発病に深くかかわっています。

㉝**レンコン：**レンコンの表面にある黒ずみ、黒い斑点は実はポリフェノールの一種カテキンです。埼玉医科大学の研究によるとレンコンを9週間食べ続けると、アレルギー症状を起こす抗体の血中濃度が下がったというデータがあります。レンコンの皮には抗酸化作用のある「タンニン」や、粘膜や胃を守る「ムチン」が多く含まれています。タンニンは花

粉症の原因であるIgE抗体ができるのを抑えます。また、レンコンには食物繊維が多く含まれるので免疫力に影響する腸状態を整えます。レンコン皮ごと約40g（1日輪切り3枚）を毎日食べた人の約8割が花粉症を改善しました（2週間で効果が現れました）。タンニンは皮の周り2〜3㎜の所に集中しているので、皮をむかずにまるごと料理して食べると効果的です。

レンコンのポタージュスープ＝レンコンのすり身＋牛乳＋塩・コショウ

㉞**ネギの青い部分**：カロテンやカルシウムが豊富でビタミンCも含んでいます。ぬるぬる成分は免疫力を高めます。カロテンは体の中でビタミンAに変化して皮膚や粘膜を丈夫にし、また喉の痛みも緩和してくれます。カルシウムがイライラを防止し集中力を高めたり、骨の成長を促したりする効果もあります。ビタミンCの働きで免疫力を高めるので風邪予防にとても効果的です。ネギの青い部分は白い部分よりも硫化アリルの成分は少ないですが、ビタミンB1の吸収を助ける作用を持っています。

㉟**ワサビ**：ワサビ成分が花粉のアレルゲンタンパクを別物質に変えるため、花粉症の発症を抑える働きがあると言われています。

㊱**フキ**：フキにはポリフェノールの一つであるフキノール酸が含まれています。このフキノール酸には細胞からヒスタミン、ロイコトリエンが出るのをブロックする働きがあります（花粉症予防）。体内の老廃物を排出するデトックス効果があり便秘改善に有効です。

咳止め薬としてもよく使用されています。

㊲**ゴマ**：ゴマに含まれる「メチオニン」は肝機能の働きを助け、「トリプトファン」はコレステロールや血圧を安定させる働きがあります。黒ゴマに含まれる「アントシアニン」には強力な抗酸化パワーがあります。

㊳**クルミ**：アレルギーを抑えるオメガ3系の脂肪酸が多く含まれ花粉症予防に効果的です。血管をキレイにする油、オレイン酸とαリノレン酸を含んでいます。αリノレン酸の一部は体内に入ると青魚に多く含まれるEPA、DHAに変化します。αリノレン酸の量は、他のナッツ類と比べると約20倍多く含まれていて、血管を柔らかくして広げ血栓を作りにくくする効果があります。αリノレン酸は動脈硬化などの治療効果にも使われています。また、オレイン酸は悪玉（LDL）コレステロールを減少させ血管のダメージを防いでくれるビタミンE等の抗酸化物質が豊富に含まれています。ビタミンEはヒマワリの種、アーモンドに多く含まれています。αリノレン酸の含有量：クルミ1個分＝ゴマ約30g（ホウレンソウ約22・5株、2把と少し）。

㊴**アーモンド**：ビタミンE（アーモンド、ヒマワリ油、コメ油に含まれる）とナイアシンを含んでいます。ビタミンEは肝臓の働きを助け二日酔いを予防します。また、抗酸化作用、老化防止効果に優れています。ビタミンEはカボチャの5倍、ホウレンソウの10倍含まれています。ナイアシンは有害物質アセトアルデヒドの分解を助ける働きをします。

㊵ピーナッツ：オレイン酸（不飽和脂肪酸の一種）は悪玉（ＬＤＬ）コレステロールを減少させます。パルチミン酸（飽和脂肪酸の一種）は血管を作ります、リノール酸、αリノレン酸（不飽和脂肪酸の一種）は血管を強くします。その他、ビタミン、ミネラルも多く含まれています。茶色い色はポリフェノールが含まれているためです。１日のピーナッツ摂取量（20粒、１５０㎉、ご飯茶碗12分の1程度、28・３５ｇ程度）。カロリーに注意。

㊶アボカド：オレイン酸には動脈硬化の原因である悪玉（ＬＤＬ）コレステロールや中性脂肪の数値を改善し血液をサラサラにする効果があります。アボカドには、オレイン酸、ビタミンＢ１・ビタミンＢ２・ビタミンＥ、食物繊維、タンパク質、脂質（18・７ｇ）、カリウム（７００㎎、バナナの2倍）、マグネシウム、鉄分、ナイアシン、パントテン酸などが含まれています。

㊷温州ミカン：温州ミカンの「βクリプトキサンチン」の量はオレンジの60倍、皮にも多く含まれています。また、発がん性物質を抑える「リモネン」が豊富に含まれています。ミカンの皮は80℃のお湯でよく洗い乾燥させます。乾燥したミカンの皮を細かく刻み、ヨーグルト等に混ぜて食べるとよいでしょう。

㊸バナナ：２０１３年に筑波大学が発表した花粉症の研究データによると、バナナを8週間毎日食べ続けている人について花粉症のくしゃみ症状が緩和された、というデータがとれたそうです。バナナには、デンプン、ブドウ糖、果糖、ショ糖など、いろいろな糖質が含

まれていて、それぞれ体内に吸収される時間が異なり、エネルギー補給が長時間持続するのです。だから、マラソンランナーやサッカー選手などが試合前に食べるといわれています。バナナの代表的栄養素としてマグネシウム、カリウム、ビタミンC、ビタミンB群、セロトニンなどがあります。マグネシウムは血圧を調整する働きや、骨の成分でもあり、イライラの解消にも効果があります。カリウムはナトリウム（塩分）を排泄する役割があり、高血圧に効果があります。また、長時間の運動による筋肉の痙攣などを防ぐ働きもあります。バナナには、情緒を安定させ、精神をリラックスさせる効果のあるセロトニンという成分も豊富に含まれています。また、消化液の分泌を促すビタミンB1や、粘膜をつくるビタミンB2、そして、血行をよくしたり、エネルギーの代謝を促すナイアシンなどのビタミンB群が豊富です。バナナは免疫活性力や抗酸化力が非常に強くがんの予防や多くの生活習慣病に効果があるそうです。

㊹ブルーベリー：ブルーベリーの眼精疲労回復、視力改善作用には高い即効性が報告されています。「アントシアニン」（ブルーベリーの紫色の色素）の摂取後4時間程で回復が見られ、24時間程度で消失するとされています。糖尿病の合併症のひとつ、毛細血管のトラブルによる網膜剥離などにおいて、アントシアニンの予防効果が注目されています。特にアントシアニンの一種、「デルフィニジン」には、毛細血管のトラブルを正常化する高い効果、抗炎症作用、抗潰瘍作用があるとされています。また、アントシアニンの炎症を抑え

る効果はアスピリンの10倍もの効果がありますが、胃に負担がかかりません。

㊺アサイー：ポリフェノール（ブルーベリーの18倍、ワインの約30倍）、鉄（レバーの3倍）栄養価が非常に高く、体にさまざまな効果を発揮することから「ミラクルフルーツ」、「アマゾンのミルク」などといわれています。エネルギー補給に必要なアミノ酸、オレイン酸、ビタミンB1、ビタミンB2、ポリフェノールも豊富です。ポリフェノールにはアンチエイジング効果が期待されています。アントシアニンは、シミ、シワ、たるみなどの老化を防ぐ抗酸化力がとても高く、いつまでも若々しい肌を保つには欠かせない栄養素なのです。またアサイーには腸内をきれいにしてくれる食物繊維をはじめ、美白効果のあるビタミンC、肌の健康を保つビタミンB群もたっぷり含まれ、ニキビなどの肌荒れ予防にも効果が期待できます。鉄分の含有量が白米の2・62倍です。妊娠中に鉄分が不足すると、めまい、立ちくらみ、手先、足先の冷え、疲れやすい、頭痛、視力低下、動悸、息切れ、妊娠性高血圧症の原因になったりします。妊娠中には、鉄分をしっかり補っておくことが大切です。よい血液が体内を循環することは、子宮や卵巣などの生殖機能にもプラス効果があります。また、亜鉛の含有量が白米の1・28倍で、男性にも重要な栄養素で、元気な運動力を持った精子を作るためには、亜鉛の積極的な摂取が必須です。

㊻リンゴの皮：（ウルソール酸、ポリフェノールの一種）筋力の老化防止・UP効果。「プロシアニジン」はリンゴに特に多く含まれ、強い抗酸化作用が活性酸素を抑制し、血流を改

善します。アンチエイジング、コレステロール・中性脂肪の低下、アレルギーの改善、抗がん作用、白内障予防、美白効果、育毛作用などの効能があります。「リンゴペクチン」と呼ばれる、皮と実の間に多く含まれる水溶性食物繊維には優れたデトックス効果があり、コレステロール値の低下、血糖値の上昇抑制、整腸作用、内臓脂肪を分解するなどの作用があります。疲労回復、便秘・下痢を解消、抗がん作用などの効果が期待できます。アントシアニンは視力改善、眼精疲労予防、白内障・緑内障予防、メタボ・花粉症予防効果があります。「エピカテキン」は抗酸化作用が高く、活性酸素を除去し、血管を若返らせてくれます。リンゴの皮に含まれるエピカテキンはお茶よりも多く威力も大きいです。カリウムは体内の余分な塩分を排泄し、高血圧や動脈硬化などを予防します。

㊼きのこ類（エノキ茸、ブナシメジなど）：βグルカンがリンパ球を増やし免疫力を高め、がん細胞を抑制します。腸内の余分なコレステロールを掃除してくれる食物繊維が豊富です。エノキではエノキタケフェノール酸という成分が内臓脂肪を減少（燃焼）させる働きをします。

㊽キクラゲ：最近花粉症対策として話題になっているのが〝ビタミンD〟です。ビタミンDを多く含む食品（100g当たり）：白キクラゲ970μg、乾燥キクラゲ435μg。

㊾シイタケ：シイタケに多量に含まれている「エリタデニン」という成分がコレステロールや血圧を下げてくれます。また、シイタケは食物繊維が豊富で小腸でのコレステロールの

吸収を抑制します。また、胆汁と結合してコレステロールをスムーズに排泄させる作用があります。そのほかシイタケにはビタミンB群の一種、ナイアシンも豊富なので、過酸化脂質の分解、粘膜の保護などの作用で動脈硬化・高血圧を予防してくれます。

㊿**昆布**：(昆布のネバネバ成分、アルギン酸のパワー）胃痛予防、胃の粘膜を保護し胃酸から胃を守ります。潰瘍の治療薬にも含まれる成分です。また、糖、中性脂肪、塩分、油、コレステロールの吸収を抑え排出を促進してくれます。さらに、アルギン酸は糖尿病予防、高血圧・高脂血症の改善、異常細胞を攻撃する細胞を活性化します。昆布を食事と一緒に摂ると血糖値の上昇、下降が緩やかになります。とろろ昆布（1日3g）は効果大、昆布そのままよりアルギン酸、フコイダン溶出量が約3倍です。昆布にはヨウ素が多く含まれているため、ヨウ素の摂取制限をされている方は、医師に相談すること。フコイダンの健康効果は腸の環境を整え、NK細胞を活性化、免疫力UP、抗酸化作用（血栓を防ぐ)、肝機能改善、アレルギー改善、便秘改善、がん細胞抑制などです。フコイダンは昆布のネバネバに含まれます。がごめ昆布（でこぼこしている、函館産）は粘りが強くフコイダンの量は真昆布の約3倍あります。昆布にはミネラル（カルシウム、マグネシウム、鉄、カリウムなど）が含まれます。カリウムは塩分を排出し血圧を下げます。

㊿①**鮭**：鮭の赤い色素である「アスタキサンチン」は高い抗酸化力を持ち、薄毛予防、疲労や老化の原因を抑える抗酸化作用が高いです。また、活性酸素を抑制して悪玉（LDL）

コレステロールが血管に付着するのを抑制・除去する効果、眼精疲労予防（視力回復、目の老化防止、疲れ目解消）、免疫力強化、美肌効果、筋肉疲労軽減作用、動脈硬化・心筋梗塞・脳梗塞などの生活習慣病予防・改善効果があります。アスタキサンチンはカロテノイドの中でも非常に強い抗酸化力をもち、ビタミンEの約550～1000倍にも相当する物質であることから、「自然界で最強の抗酸化物質」とも呼ばれています。

㉜桜エビ：「アスタキサンチン」（桜エビの色素）はシミ、シワ予防（活性酸素を消去）、タウリン（アミノ酸）は疲労回復（肝機能向上）効果があります。カルシウムは骨を強化します。

アスタキサンチンの含有量（100g当たり）：桜エビ7・0mg、紅鮭2・5～3・7mg

㉝海苔：海苔の栄養素としてはカロテン、ビタミンC、EPA、タウリン、ビタミンU（別名キャベジン）があります。カロテンはニンジンの3倍の量が含まれていて、体内でビタミンAに変わる栄養素です。ビタミンCはレモンの2倍の量が含まれています。海苔のビタミンCは熱に強く壊れにくいのが特徴です。食物繊維はゴボウの7倍も含まれ、柔らかいので胃腸に負担がかかりにくいです。ビタミンUは胃潰瘍予防効果があり、新鮮な海苔だと、なんとキャベツの70倍もの量が含まれています。

㉞ヒジキ：カルシウムが（100g当たりの含有量）牛乳の約12倍、ヒジキ：1400mg、牛乳：110mg。食物繊維が（100g当たり含有量）ゴボウの約7倍、ヒジキ：43・

3g、ゴボウ（根・茹でたもの）：6・1g。マグネシウムが（100g当たり含有量）アーモンドの約2倍、ヒジキ：620㎎、アーモンド：310㎎。マグネシウムは血液の循環を正常に保ちます。

㊺サザエ、シジミ：「タウリン」には脳疲労回復、認知機能改善、精神疲労回復、ストレス解消、不安解消、不眠症の改善、睡眠の促進、肝臓機能修復、身体疲労回復、アンチエイジング効果があります。

㊻豚肉：豚肉に含まれるビタミンB1は、糖質をエネルギーに変える役割をします。別名「疲労回復ビタミン」とも呼ばれる栄養素で牛肉の約10倍も含まれています。筋肉に溜まっていく疲労物質「乳酸」を取り除いてくれるので、疲れや夏バテ、激しい運動後には豚肉はもってこいです。アルコールの分解にも多く使われるので、お酒と一緒に食べるとよいです。タマネギと組み合わせて摂ると吸収が5〜6倍になるといわれています。ビタミンB12は血を作るビタミンとして有名な栄養素で、植物性の食品からはほとんど摂れないので動物性の食品を食べない方は間違いなく不足しています。脳の働きを活発にさせる栄養素で、疲れた脳を癒やすのにも最適です。豚肉の脂身にはコレステロールを低下させる脂肪酸が多く含まれています、実は低カロリーでダイエット向きの食材なのです。その他豚肉に含まれる栄養素は肌の活性化にも効果を発揮します。ツルスベ肌、アンチエイジング効果が期待できます。豚肉にはビタミンB1・B2・B6・B12、ナ

イアシン、葉酸、パントテン酸などの栄養素が含まれています。

⑰**カレー**：カレーに含まれるクルクミンがアルツハイマー病の原因物質を減らします（認知症予防）。米国人のアルツハイマー病発症率はインド人の4倍です。クルクミンには肝機能向上、二日酔い防止、食欲増進効果、血流を改善、免疫力向上、脳機能を活性化（アルツハイマー病予防）などの効果があります。

⑱**ハチミツ**：ハチミツの主成分はブドウ糖と果糖であり、構造が単純な単糖類なので、体内に入ると短時間で腸壁から吸収されて血管に入り込み、胃腸に負担も掛からず栄養分となります。スポーツなどの運動後の肉体疲労などに対して、非常に効率良く栄養を吸収することができ、急速に効果的な疲労回復が期待できます。また、ハチミツには整腸作用があることから、慢性的な便秘や下痢などといった症状の緩和や改善の効能もあるとされています。

注意：ボツリヌス菌を含んでいるので乳児には与えてはいけません。乳児は体内で菌が繁殖し中毒を起こす恐れがあります（大人が食べても菌は排出されるので問題はないです）。

⑲**天然酵母パン**：酵母の働きにより集中力の向上、快眠、整腸作用、疲労回復、老化防止、免疫力ＵＰといった効果があります。

⑳**カマンベールチーズ**：年をとると脳内に老廃物（アミロイドβ）が溜まります。アミロ

イドβが脳内に沈着すると脳の働きを司る神経細胞、ニューロン（神経回路網）の情報伝達が正しく行われません。つまり、記憶・認知機能の維持ができなくなります。カマンベールチーズを食べると認知症の原因物質のアミロイドβの沈着を抑える事ができます（マウスの実験より）。チーズの栄養素はタンパク質、ビタミンB群、ミネラルなどです。

61チーズ（ブルーチーズ、ゴーダチーズ）：ＬＴＰ（ラクトトリペプチド）：（タンパク質）チーズや発酵食品に含まれる成分で、動脈硬化を予防し血管を広げます。

62ヨーグルト：ヨーグルトには、花粉症の原因であるIgE抗体の活動を抑制する作用もある事から、アレルギー症状にも有効とされています。

16 睡眠負債・注意情報

睡眠負債（睡眠不足の蓄積）

寝だめはNG：休日に寝だめをすると、平日のリズムが崩れ、また、睡眠不足に陥ってしまいます。寝ているのにいつも眠く疲れが取れないなら累積疲労です。10～15分の昼寝は、脳の働きを回復させる効果があります。疲れが溜まると肩や背中にこりが生じ、頭痛や手足のしびれが起きますし、そのまま放っておくと、仮面うつ病や突然死の可能性もあります。累積疲労は大脳の前頭前野や神経回路を衰えさせます。前頭前野は、思考や記憶、またはアイデアを出す、感情をコントロールするなど人間らしく生きるために欠かせない場所です。睡眠をしっかり取らなければ体の細胞も修復されず、成長ホルモンも分泌されません。仕事が忙しくて平日は睡眠時間を確保できないなら週末だけでも長めに休むようにしてください。睡眠時間が6時間未満の睡眠不足の人が風邪をひく確率は、7時間以上睡眠をとった人の4・2倍という論文が学術誌*Sleep*で発表されています。睡眠不足は免疫力を下げ、がんや感染症、アレルギー疾患などにもかかりやすくなります。厚生労働省の資料によれば、睡眠不足が続けば自律神経やホルモンの分泌に影響を与えて認知症、糖尿病、心筋梗塞、狭心症などのリスクも高くなるそうです。睡眠不足はセロトニンなどのホルモンの分泌を低下させますから、肌荒れを引き起こしたり、イライラしたりうつ状態を引き起こす危険もあります。研究結果により、肥満と睡眠不足には関係があるということが解っています。睡眠不足は脳の動きを低下させ、太る食べ物を異常に食べたくなり、欲求に負けて食べればカロリーの摂り過ぎで太るのです。

乳がん罹患《りかん》リスク：

睡眠時間

6時間又はそれ以下　ハザード比1・62

7時間　ハザード比1・00

8時間　ハザード比1・14

9時間又はそれ以下　ハザード比0・72

9時間以上で肥満リスク大

年齢別理想睡眠時間：

14〜17歳　8〜10時間

18〜64歳　7〜9時間

65歳以上　7〜8時間

睡眠の阻害要因：

1　就寝前にアルコール、コーヒー（カフェイン）などを飲む。
2　就寝前にスマートフォン（ブルーライト防止フィルター使用）を使う。
3　夜に激しい運動をする。
4　気温が高い夜（対策：エアコンの設定を27〜28℃にする）。

睡眠効果と栄養素

睡眠時間5時間以下の人は糖尿病の発症リスクがおよそ5・4倍になります。睡眠時間が短いと血糖値を上げるホルモンが分泌されてしまいます。また、インスリンの働きが悪くなってしまいます（理想の睡眠時間は7時間以上です）。

睡眠時無呼吸症候群は40代後半を過ぎた女性、太った人は発症リスクが高くなります。

「トリプトファン」：睡眠に効果的な栄養素

快眠につながる代表的な栄養素であるトリプトファンは、私たちの体づくりや1日の活動に不可欠な必須アミノ酸のひとつです。睡眠に深く関係があると言われるセロトニン、メラトニンといった物質を作ることで知られている栄養素です。トリプトファンを含む食事を朝摂ると良く、食べてから15～16時間で眠りを促すホルモン（メラトニン）に変わってくれます。眠る前に肩甲骨の周囲を伸ばすストレッチ（20秒）をするとよいでしょう。体の中心部の体温、深部体温が下がると眠気が起こります。肩甲骨周辺には深部体温を上げる細胞が密集しています。寝る1時間前にストレッチをやると肩甲骨周辺の体温が一度上がり、その後下がる為効果的です。

トリプトファンは、魚や肉、大豆、緑黄色野菜などとても幅広い食品に含まれています。

トリプトファンを含む食品：**カツオ節、高野豆腐、大豆、きなこ、ゴマ、筋子**

不眠症改善

不眠が原因で起こる病気：**糖尿病、高血圧、うつ病**

水だし緑茶：緑茶を氷水で淹れると「テアニン」、「アレギニン」が抽出され、カフェインとカテキンは抽出されません。テアニンを摂ると、α《アルファ》波が多くでるという実験結果があります。α波はリラックス状態に出る脳波で、テアニンの摂取量によってα波の増加が認められる研究結果が出ています。

テアニン効果：①熟睡できる、②リラックス効果がある、③冷え症の改善、④記憶力の向上。

細菌感染症予防

⑴ 病原性大腸菌O157

O157の感染経路と予防‥

O157（腸管出血性大腸菌感染症）は豚や牛などの家畜が菌を持っています。感染経路としてはきちんと火を通さない肉、または、肉をさわった手で食材を食べるなどがあります。肉類はきちんと火を通すこと（O157菌は加熱に弱い）、その他の食材は、手洗いの徹底、ビニール手袋を使用するなどの対策をしましょう。動物の糞便などには多くのO157大腸菌が検出される場合もあるので、動物に触れた場合は手洗いの徹底、場合によっては靴を消毒するなどの注意が必要です。ペットは正しい飼育方法と、衛生管理の徹底を心がけましょう。

⑵ 黄色ブドウ球菌

黄色ブドウ球菌の感染経路と予防‥

黄色ブドウ球菌は、人や動物の傷口（特に化膿）をはじめ、手指・鼻・喉・耳・皮膚などに広く生息し、健康な人の20～30％が保菌していると言われています。特に手の傷や手荒れの部分には、通常よりも多くの黄色ブドウ球菌が存在する可能性が高いため、手の状態がよくない時は素手で加熱後の食品や調理器具に触れないように気をつけましょう。おにぎりやサンドイッチを作る時は、ラップや使い捨ての調理用手袋を使いましょう。

ブドウ球菌に感染した場合の主な病気：

伝染性膿痂疹（とびひ）は、虫刺されやあせもなどを掻き壊した傷から、菌が感染して起こる病気です。伝染性膿痂疹にかかると、強いかゆみを伴った水ぶくれができ、膿んで破けます。水ぶくれの汁がついた手で身体を触ることで感染が全身に広がります。

ブドウ球菌性熱傷様皮膚症候群は乳児に多く、ブドウ球菌がもつ毒素が全身に回ることで発生します。首や脇などの皮膚のただれから始まり、短期間で全身に火傷と似た皮膚症状が現れ大きくむけてしまいます。

その他の感染症としては、化膿性乳腺炎、骨髄炎、食中毒などがあります。

⑶ 腸炎ビブリオ

腸炎ビブリオ菌の感染経路と予防：

腸炎ビブリオ菌による食中毒は、主に夏場にイカやサバ、アジ、タコなどを介して発症することが多く、調理道具から二次感染することもありますので、魚介類を調理したまな板や調理器具は、すぐに洗剤を使って洗浄することをお勧めします。腸炎ビブリオは水道水などの真水で洗うと菌が減少します。そして、焼く、煮るなどの十分な加熱をすると死滅します。魚介類は5℃以下で低温保存するか、生食（刺身など）は、新鮮なうちに食べるようにしましょう。

腸炎ビブリオによる食中毒の症状‥
腸炎ビブリオ菌は、感染後10～20時間ほど体内に潜伏します。発症すると激しい腹痛があり、下痢、嘔吐、発熱を伴います。まれに、しびれやチアノーゼ症状（皮膚や粘膜が青紫色になること）を起こすこともあります。

⑷ 寄生虫（アニサキス）

アニサキスの感染経路と症状‥
アニサキスはイカ、サバ、サケ、アジ、タラなどに潜む寄生虫です。感染した場合、アニサキスは数時間後には胃の粘膜に侵入し、激しい腹痛や心窩部《しんかぶ》（みぞおち）痛、悪心《おしん》（吐き気）・嘔吐といった症状が現れます。下痢の症状はなく、気持ちが悪く、お腹が痛いのが特徴です。また、アレルギーを起こし蕁麻疹《じんましん》が出ることがあります。

アニサキスの感染予防‥
アニサキスは魚介の内臓に寄生しますが、鮮度が落ちると筋肉にも侵入してくるといわれています。お刺身なら新鮮なものを、焼き魚は加熱が不十分な魚の内臓は食べないようにしましょう。アニサキスは加熱だけでなく、冷凍（マイナス20℃で24時間以上冷凍）でも死滅させることができます。アニサキスは体内に入ると数時間から数日で死滅します。しかし、ひどい場合では胃に穴が開くこともあるので、症状が重い場合は病院で診てもらいましょう。

⑸ ボツリヌス菌

ボツリヌス症感染経路と症状：

食中毒型：ボツリヌス菌が食品に混入したあと、食品の保存条件が空気（酸素）のない嫌《けん》気《き》状態の時だけに菌が発育・増殖して産生されたボツリヌス毒素を、その食品とともに食べて起こります。

症状：ボツリヌス毒素が産生された食品を摂取後、8〜36時間で、吐き気、嘔吐や視力障害、言語障害、えん下困難（物を飲み込みづらくなる）などの神経症状が現れるのが特徴で、重症例では呼吸麻痺により死亡することもあります。

乳児ボツリヌス症：

主に1歳以下の乳児が、食品（ハチミツなど）に混入した菌を直接食べた場合、腸管内で菌が発育・増殖し、その時に産生された毒素が腸管から吸収されて起こります。

症状：便秘状態が数日間続き、全身の筋力が低下する脱力状態になり、哺乳力の低下、泣き声が小さくなる等、筋肉が弛緩《しかん》（緩む）することによる麻痺症状が特徴です。

ボツリヌス菌による食中毒予防：

①密封後の「加圧加熱殺菌」という表示のある食品であること。「要冷蔵」「10℃以下で保存」などの表示のある食品は、必ず冷蔵保存して期限内に食べましょう。

②真空パックや缶詰が膨張していたり、食品に異臭（酪酸臭）があるときには絶対に食べないでください。

③ボツリヌス菌は熱に強い芽胞《がほう》を作るため、120℃で4分間（あるいは100℃で6時間）以上の加熱をしなければ完全に死滅しません。家庭で缶詰、真空パック、びん詰などを作る場合には、原材料・容器の洗浄、加熱殺菌、保存の方法（3℃未満で冷蔵又はマイナス18℃以下で冷凍）に十分注意してください。

④食中毒症状の原因であるボツリヌス毒素は、100℃で数分以上の加熱で失活するので、食べる直前に加熱すると効果的です。

⑤乳児ボツリヌス症の予防のため、1歳未満の乳児には、ボツリヌス菌の芽胞に汚染される可能性のある食品（ハチミツ等）を食べさせるのは避けてください。

ボツリヌス菌は土壌や海、湖、川などの泥砂中に分布している嫌気性菌で、熱に強い芽《が》胞《ほう》（胞子）を形成します。

⑹ サルモネラ菌

サルモネラ菌の感染経路：

感染源として多いのは、卵です。殻だけでなく卵の中にもサルモネラ菌が確認されることもあり、卵焼きやオムレツ、手作りのケーキやマヨネーズによっても食中毒を引き起こすことがあります。他にも、鶏肉、豚肉、牛肉などの肉類や、サルモネラ菌に汚染された調理器具から感染します。また、犬、猫などのペットやネズミ、虫類などにもサルモネラ菌は存在し、これらの糞尿から感染する場合もあります。サルモネラ菌は、熱や消毒剤への抵抗性が弱いですが、低温や乾燥に強いです。

サルモネラ菌の感染予防法：

①肉を生で食べない。②熱に弱いので十分な加熱をする。③布巾や包丁、まな板などの洗浄・消毒を行う。④調理したものは早めに食べる。

サルモネラ菌による食中毒の症状：

サルモネラ菌は、約半日から2日間の潜伏期間を経て、おへそ周辺の激しい腹痛や、嘔吐、発熱、下痢などの食中毒症状を引き起こします。熱は38〜40℃近くまで上がり、下痢は水のような便で、血や膿が混ざることもあります。通常は、このような状態が3〜4日で症状が和らぎますが、まれに、1週間程続く場合もあります。子どもや高齢者は細菌性髄膜炎などの原因となる菌血症を引き起こして重症化することもあります。

（サルモネラ菌による食中毒の治療には、抗生物質や整腸剤が使われます）

(7) カンピロバクター細菌

カンピロバクター細菌感染経路と食中毒予防：

カンピロバクターは鶏、牛、豚などの腸内に棲んでいる細菌で、これが付着した食品を食べることで食中毒が起こります。鶏肉及びその内臓が原因である事例が最も多く報告されています。また、牛レバーの刺身によるカンピロバクター食中毒の事例も報告されています。カンピロバクター食中毒は、肉類は十分な加熱調理を行い、そして、野菜サラダを作る際は、肉類を触る前に作るか、手指や調理器具を十分に洗浄・消毒するなど、他の食品に汚染しないようにしましょう。また、カンピロバクターは、酸素が5〜15％存在する環境でのみ発育する微好気性菌であり、4℃の冷蔵保存では10〜14日生存します。カンピロバクター食中毒は細菌性食中毒の中では発生件数が最も多い食中毒です。カンピロバクター食中毒の発生状況の特徴としては、サルモネラや腸炎ビブリオ等の他の細菌性食中毒が夏期にピークがみられるのに対し、

5〜7月にピークが見られ、冬季にも発生していることが挙げられます。

カンピロバクター細菌による食中毒症状：

カンピロバクター細菌による中毒は、菌が体に入ってから症状が出るまでの期間が2〜5日間とやや長いことが特徴です。その主な症状は、下痢、腹痛、発熱、頭痛及び全身倦怠感などです。下痢は1日に4〜12回にもおよび、便の性状は水様性、泥状で、膿、粘液、血液が混じることもあります。また、症状が回復した後でも、排菌が数週間に及ぶこともあり、人から人への感染例もあるので、注意が必要です。

注意情報1　ツツガムシ病

ツツガムシに噛まれると消化液を出し皮膚を溶かします。消化液には病原体となる細菌が含まれています。噛まれてから細菌が侵入するまで約10時間かかり、内臓を侵すまでは早くて1週間かかります。噛まれて5〜14日の潜伏期ののち、39℃以上の高熱とともに発症し、皮膚には特徴的なダニの刺し口（かさぶた）がみられ、その後数日で体幹部を中心に発疹が出ます。発熱、刺し口、発疹は主要3徴候と呼ばれます。倦怠感《けんたいかん》、頭痛、寒気、刺し口近くのリンパ節あるいは全身のリンパ節の腫脹《しゅちょう》（はれ）も多くみられる症状です。重症例では播種性《はしゅせい》血管内凝固症候群や、多臓器不全で亡くなることもあります。２０１６年度は５００人程度の感染報告がありました。野山から帰宅後にシャワーで体を洗い流せば感染の確率が下がります。その時、衣服も洗濯することをお勧めします。

「ツツガムシ」：ダニ目ツツガムシ科とその近縁の節足動物の総称。体長は成虫で０・２～１㎜。卵形または瓢箪《ひょうたん》形で、歩脚は三対。幼虫は野ネズミなどに寄生し、ツツガムシ病を媒介します。全世界に広く分布。特に日本では、新潟・秋田・山形県下の河川の中・下流域沿岸にすむアカツツガムシ（アカムシ）が知られています。現在、ツツガムシは北海道を除く全地域に分布しています。

ツツガムシ病の診断が難しい理由：

１　噛まれた直後の傷跡では判断できない。

２　初期症状である発熱、筋肉痛、身体のだるさは風邪の症状に似ている。

早期の診断で適切な治療を受ければ基本的には治る病気です。病院での診察では、１～２週間以内に農作業をしたとか、山菜採りに行ってきたなどの情報を医師に伝えることが大事です。治療にはテトラサイクリン系の抗菌薬が第一選択薬だそうです（参考まで）。

注意情報2　夏の常識

1　水だし麦茶：水だし麦茶を冷蔵庫に保管した場合4日目を過ぎると細菌数が急激に増えます。8日目で一般生菌類が10万／ml（安全で飲める基準値）を超えてしまいます。

2　煮出し麦茶：煮出し麦茶を常温で冷めるまで放置していると菌が繁殖します。30〜40℃で菌が最も繁殖します。その後冷蔵庫で保管しても3日目を過ぎると細菌数が急激に増え始めます。7日目で一般生菌類が10万／ml（安全で飲める基準値）を超えてしまいます。

煮出し麦茶賞味期限は長くて3日程度で、水出しの方が賞味期限は長くて4日程度とされています。

注意情報3　乳幼児注意！　ハチミツ、塩

「**ハチミツ**の注意点」：ハチミツはボツリヌス菌を含んでいるので乳児には与えてはいけません。乳児は体内で菌が繁殖し中毒を起こす恐れがあります（大人が食べても菌は排出されるので問題はないです）。

「熱中症時の**塩分**」：乳幼児に食塩は危険！　小さじ一杯分の塩で塩化ナトリウム中毒を起こ

し、1歳児が死亡した事例もあり。

注意情報4　薬の飲み合わせ・食べ合わせ注意！

服用中の薬は、コップ1杯の水、または、ぬるま湯で飲むようにしましょう。組み合わせの悪い飲み物で飲むと、さまざまな影響があります。不安なときは医師や薬剤師に相談してください。

1　グレープフルーツ・ジュース×「降圧剤（カルシウム拮抗薬）」など

薬の効果が強く出過ぎてしまうので危険です。これはグレープフルーツの成分が薬物代謝酵素の働きを妨げるためだと考えられています。

2　納豆・青汁×「ワーファリン」など

納豆と血栓の薬であるワーファリン（抗血栓薬）も絶対にダメな組み合わせ。ワーファリンは心筋梗塞・脳梗塞などの疾患のある人に処方される薬です。ワーファリンはビタミンKを阻害することで効果を出しているため、ビタミンKを多く含む食品を一緒に摂ってはだめです。

3　アルコール×「糖尿病薬、頭痛薬、睡眠薬」など

一般的にアルコールは血行を良くするため、薬の効果が強く出過ぎます。血糖を下げる糖尿病薬の一部ではアルコールと併用すると血糖降下作用が強く現れることがあります。

頭痛薬（ロキソニン）や睡眠薬（ハルシオン）なども効果が強く出てしまうため、胃障害、肝臓への悪影響が心配されます。また、記憶障害などの副作用を起こす可能性もあります。

4　牛乳やヨーグルト×「抗生剤、抗菌薬、骨粗鬆症の治療薬」など

抗生物質、抗菌剤と牛乳やヨーグルトなどのカルシウムを含む食品を同時に摂ると薬が吸収されずに排泄されてしまい効果が出ません。

5　コーヒー・紅茶×「風邪薬、喘息薬、胃腸薬、総合感冒薬」など

胃腸薬などとコーヒー・紅茶などを一緒に摂ると、イライラ、心臓のバクバクといった症状がでてしまう可能性があります。喘息薬とコーヒー等と一緒に摂ると薬との作用が増強されて頭痛や不眠などを起こすことがあります。カフェインは尿酸の排出を妨害する働きがあるため、薬の効き目を弱めてしまいます。総合感冒薬（風邪の症状緩和）はコーヒーなどのカフェインの多い飲み物で飲むと、薬とカフェインとの相乗効果により頭痛や動悸、息切れなどを起こす事があります。

6　チーズ、ビール×「抗うつ薬、結核の薬」など

チーズ、ビールなどと抗うつ病の薬を一緒に摂ると、脈が早くなる、血圧が上がる、過剰に汗をかくなどの副作用が出ることがあります。また、チーズ、ビールと結核の薬とを一緒に摂ると、チーズ、ビールなどに含まれる成分チラミンが原因で、動悸、血圧上昇が起こる場合があります。

7　ウコン、イチョウ葉エキス×「血栓防止剤ワーファリン、解熱鎮痛剤アスピリン」など

血栓防止剤ワーファリン、解熱鎮痛剤アスピリンなどの薬は、血液をサラサラにする効果のあるイチョウ葉エキス、ウコンと一緒に摂ると出血しやすくなります。また、イチョウ葉エキスには血糖値上昇を抑える作用があるので、糖尿病の薬と一緒に飲むと低血糖を引き起こすことがあります。

8　セントジョーンズワート（セイヨウオトギリソウ）×「免疫抑制剤、強心剤」など

免疫抑制剤、強心剤などとセントジョーンズワートを一緒に摂ると代謝酵素が増えることで代謝が進み、薬の効果が弱くなることがあります。

9　炭酸飲料×「鎮痛剤、胃薬」など

コーラなどの炭酸飲料は消化管内に影響し鎮痛剤の吸収速度を遅くしてしまいます。また、胃酸を中和して胃の痛みを和らげる制酸剤が、炭酸飲料の中和のために働くので薬の効果が薄められてしまいます。その為、胃酸は中和されないで胃の痛みが消えません。炭酸ジュースを飲んだ時は2時間程空けて薬を服用しましょう。

温泉の泉質による効能

温泉での飲泉には十分注意してください。特に、持病のある人は医師と相談してください。

硫黄泉：硫黄泉は殺菌効果が高いため、切り傷、外傷、慢性皮膚病に効果があると言われています。また、血管を拡張させる働きがあるので、高血圧、動脈硬化、心臓疾患、脳卒中などの予防にも効果があると言われています。硫黄には解毒作用があるので、肝臓の解毒機能を助け、金属中毒、薬物中毒を軽減する効果も期待されています。硫黄イオンは痛風、便秘に効果があります、また、インスリンの生成を促す作用があるので、飲用することで糖尿病に効能があると言われています。硫黄泉は刺激が強い泉質のため、肌の弱い方は注意してください。特に、硫化水素ガスは一部の金属を酸化させる性質があるので、温泉に

入る際にはネックレス、時計などの金属類は外してから入浴するようにしてください。

炭酸水素塩泉：炭酸水素塩泉は重炭酸土類泉と重層泉の2種類に分けられます。「美肌の湯」「清涼の湯」として知られ、肌の不要な角質や、毛穴の汚れを取り除いてくれます。

二酸化炭素泉：二酸化炭素泉は末梢血管を拡張し血液の循環を改善する作用が特に強いです。また、飲料としては、胃酸・胃液の分泌が促進され、胃壁の血流が増加し、食欲増進の効果があると言われています。

放射能泉：放射能泉は「痛風の湯」と言われ、痛風に対しての効能が特に高いといわれています。また、空気中に拡散するラジューム、ラドンなどを吸入、飲泉することでも痛風に対して高い効能が期待できます。その他の入浴効能としては、慢性皮膚病、慢性婦人病、慢性胆のう炎、胆石症、動脈硬化症などが挙げられます。

単純泉：単純泉とは、源泉のミネラル分が比較的少ない温泉のことを言います。単純泉は、他の泉質と比較すると体への刺激が弱く、無色透明、無味無臭のものが多いです。リウマチ性疾患、脳卒中、骨折、外傷、病後の回復期に適すると言われています。単純泉のうち、特に水素イオン濃度pHが8・5以上のものを「アルカリ性単純泉」と言い、美人の湯、美肌の湯とも呼ばれています。

塩化物泉（食塩泉）：塩化物泉は保温効果が高く、塩分による殺菌効果もあります。塩分濃度が高いほど、カラダの深部温度が上昇し保温効果も強いです。塩化物泉に入ると、心身をリラックスさせる副交感神経が優位になる傾向があります。また、湯あたりや副作用なども少なく、病気の回復期の方にもお勧めです。

酸性泉：酸性泉は酸の働きにより殺菌作用が高いため、水虫やニキビ、湿疹などの慢性皮膚疾患、擦り傷、外傷に効能があります。また、酸の作用によって古い肌が剥がれやすくなり、新陳代謝を活発にして肌をキレイにする効果があります。性感染症を改善させる効果もあると言われています。血糖値を下げ血管年齢を若返らせる効果もあります。肌の弱い人は、肌荒れ、炎症を起こす事がありますので注意が必要です。また、お風呂あがりの際は掛け湯などで十分に体を洗い流してください。飲用としては、慢性消化器病に効くと言われています。酸性が強い温泉ではネックレス、時計などの金属類は外してから入るようにしてください。

硫酸塩泉：硫酸塩泉は、含有成分によって、後述の3種類に分類されます。「カルシウム硫酸塩泉」は、カルシウムによる鎮静効果があり、別名「傷の湯」「痛風の湯」とも呼ばれています。慢性関節性リウマチ、高血圧症、動脈硬化症、脳卒中、外傷、皮膚病にも効果があると言われています。飲泉としては、入浴効能に加えて「蕁麻疹」などに効果があると言われています。

「ナトリウム硫酸塩泉」は、入浴効能としては高血圧症、動脈硬化などに効果があると言われています。また、飲泉の効能としては胆汁の分泌が促進され、腸の蠕動運動を活発化する効果があると言われています。

「マグネシウム硫酸塩泉」は、他の硫酸塩泉と同様の効果に加えて、特に、高血圧症の血圧を下げ、脳卒中後の麻痺の改善、動脈硬化の予防に効果があると言われています。

含鉄泉：鉄泉は保温効果が高く、体の芯まで温まるので冷え性によいと言われています。また、鉄泉は鉄分を多く含んでいるので、鉄分不足が原因の貧血症にも効果があります。特に鉄分は飲用することで吸収が高まります。そのほか、鉄泉は慢性婦人病、月経困難症にも効能があります。

温泉全般の効能（一般的適応症）：神経痛、筋肉痛、関節痛、五十肩、運動麻痺、関節のこ

わばり、打ち身、くじき、慢性消化器病、痔疾、冷え性、病後回復、疲労回復、健康増進に効果があります。

前田　幸夫（まえだ　さちお）

1952年生まれ。

［職歴］
電気設備一般、避雷針設備、滑走路電気設備、火災報知設備、屋内外電気設備等の設計・施工管理等

健康長寿食品

2017年12月24日　初版第1刷発行

著　者　前田幸夫
発行者　中田典昭
発行所　東京図書出版
発売元　株式会社 リフレ出版
〒113-0021　東京都文京区本駒込 3-10-4
電話 (03)3823-9171　FAX 0120-41-8080
印　刷　株式会社 ブレイン

© Sachio Maeda

ISBN978-4-86641-097-5 C0095

Printed in Japan 2017

落丁・乱丁はお取替えいたします。

ご意見、ご感想をお寄せ下さい。

［宛先］〒113-0021　東京都文京区本駒込 3-10-4
東京図書出版